教えて！
うたこ先生

皮膚真菌症
マニュアル -Case集-

2

Dermatomycosis Manual 2 : Case Studies in Diagnosis and Treatment

－あなたなら，この症例どう診る？－

編著　順天堂大学医学部皮膚科　**木村有太子**
　　　のぐち皮ふ科　**野口博光**

克誠堂出版

執筆者一覧

（敬称略）

編著

木村　有太子　　　　　順天堂大学医学部皮膚科学講座
野口　博光　　　　　　のぐち皮ふ科

執筆者　（敬称略）

比留間　政太郎　　　　お茶の水真菌アレルギー研究所
下山　陽也　　　　　　みぞのくち南口皮ふのクリニック

はじめに

　2022 年，コロナ禍の皮膚科学会総会で『皮膚真菌症マニュアル』を出版させていただきました。心配でドキドキしながら学会の書籍売り場を行ったり来たりしたのを今でも覚えています。おかげさまで，若い先生方からもわかりやすかったなど良い評価をいただくことも多く，出版できて本当に良かったと思っています。

　今回は，日常よく見かける皮膚真菌症からなかなか出遭えない皮膚真菌症まで，たくさんの症例を供覧する本という機会を頂きました。共同編者の野口博光先生は多くの貴重な症例を経験されており，これまでもたくさん英文で論文報告をされています。「野口先生，これだけの貴重な症例，お宝だと思います。英語だけではもったいない，ぜひ日本語でもわかりやすく私たちに残して欲しいです」とお願いいたしました。この本では，実際の診療で同じような症例に遭遇した際，鑑別診断や検査方法，診断に至る過程，治療はどうするかまで，すぐ役立てられるような構成と致しました。皆様の日常診療のお役に立てますと幸いです。

　最後になりますが，今回も機会をくださり最後まで支えていただいた克誠堂出版の大澤王子様に感謝申し上げます。

2025 年 4 月 1 日

木村有太子

　皮膚真菌症は，外来患者の約 10％を占める重要な疾患です。かつては各大学に「真菌係」の皮膚科医がいて培養を行っていましたが，現在は検査部への依頼が一般的となり，真菌に触れる機会が少なくなりました。その結果，詳細な形態を観察し診断できる皮膚科医も減少しています。

　形態学的診断の価値は非常に高く，治療の精度を左右します。テルビナフィンやイトラコナゾールの登場により，多くの難治性皮膚真菌症が治療可能となりましたが，最近では耐性菌や新興感染症が問題視されています。薬剤耐性菌には培養と MIC 測定による標的治療が必要です。

　このような状況の中で，皮膚科専門医を目指す先生方には，真菌症例の診断と治療を深く学び，正確な症例報告ができる力を身につけていただきたいです。本書では，実際の症例を通じて真菌症の診断の面白さと奥深さをお伝えします。皆さんが本書を活用し，真菌症への理解を深める一助となれば幸いです。

2025 年 4 月 1 日

野口 博光

【謹告】

■本書に記載の製品名・薬剤名・会社名等は 2025 年 3 月現在のものです。

■本書に記載されている治療法に関しては，発行時点における最新の情報に基づき，正確を期するよう，著者ならびに出版社は最善の努力を払っております。しかし，その医学的知識は常に変化しています。本書記載の治療法・医薬品・疾患への適応等が，その後の医学研究や医学の進歩により本書発行後に変更され，記載された内容が正確かつ完全でなくなる場合もございます。

したがって，読者自らが，メーカーが提供する最新製品情報を常に確認することをお勧めします。また，治療にあたっては，機器の取り扱いや疾患への適応，診療技術等に関して十分考慮されたうえ，常に細心の注意を払われるようお願い致します。

■治療法・医薬品・疾患への適応等による不測の事故に対して，著者ならびに出版社はいかなる責務も負いかねますので，何卒ご了承下さい。

※本著作物（図表など）を利用する場合（複製，上映など）には，権利者（著者ならびに出版社）の許諾が必要です。詳細は弊社 HP をご覧ください。

克誠堂出版㈱　　http://www.kokuseido.co.jp/permission_guide
03-3811-0995　　info@kokuseido.co.jp

もくじ

執筆者一覧	i
はじめに	iii
用語一覧／登場する先生	xi

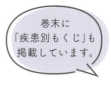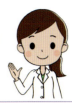

第1章 頭部 1

Case.1	髪の毛が薄くなった ………………… 比留間政太郎	3
Case.2	最近フケが多くなり,少しかゆみがある ………………… 比留間政太郎	7
Case.3	フケが多くなり,髪の毛が抜ける … 木村有太子	11
Case.4	フケが多くなり,髪の毛が抜ける … 木村有太子	15
Case.5	頭の皮膚が盛り上がって,かさぶたができる。髪の毛が抜ける ………………… 比留間政太郎	19
Case.6	首がかゆい ……………………………… 木村有太子	23

第2章 顔面・口唇 27

Case.7	顔に発疹ができた ……………………… 野口博光	29
Case.8	顔のかゆみのある発疹が治らない … 比留間政太郎	33
Case.9	顔に赤い発疹ができた ………………… 野口博光	37
Case.10	顔に赤い発疹ができた ………………… 木村有太子	41
Case.11	顔と首のかゆみのある赤い発疹が広がってきた ………………… 野口博光	45
Case.12	子どもの顔にカサカサする赤い発疹ができた ………………… 野口博光	49

Case.13 顔に白い斑点ができた ……………………… 下山陽也 53

Case.14 鼻に赤い発疹とかさぶたができた ……… 野口博光 57

Case.15 鼻と鼻の下にかゆみのある赤い発疹ができた
……………………… 野口博光 61

Case.16 鼻の下がジクジクする …………………… 木村有太子 63

Case.17 唇の腫れ, 顔の赤い発疹 ……………… 木村有太子 65

Case.18 口囲が腫れてかゆい ……………………… 野口博光 69

Case.19 口角がさけて痛い …………………… 野口博光 71

第3章　体幹 …………………………………………… 73

Case.20 全身の赤い発疹と股の皮剥け ……… 木村有太子 75

Case.21 全身の赤い発疹がかゆい …………… 木村有太子 79

Case.22 背中のカサカサした赤い発疹 ……… 木村有太子 83

Case.23 背中ににきびができる ……………… 下山陽也 87

Case.24 肩にシミができた ……………………… 下山陽也 91

Case.25 胸の赤い発疹が広がってきた ……… 木村有太子 93

Case.26 胸のキズが治らない ………………… 野口博光 95

Case.27 右の乳頭に発疹ができ, 拡大した … 比留間政太郎 99

第4章　腋窩 103

Case.28　わきの発疹がかゆい .... 野口博光　105

Case.29　わきの発疹が治らない .... 野口博光　107

Case.30　わきに赤みがあり, カサカサする ..... 下山陽也　109

第5章　股部 113

Case.31　股の赤い発疹がかゆい .... 木村有太子　115

Case.32　股間がジクジクしている .... 野口博光　119

Case.33　股にぶつぶつがある .... 野口博光　121

第6章　陰部 125

Case.34　乳児の陰部の赤み, 腫れ .... 野口博光　127

Case.35　乳児の陰部の赤み .... 下山陽也　129

Case.36　高齢者の陰部の赤み, 皮剥け .... 下山陽也　131

Case.37　陰部がかゆく, 白い垢がついている ..... 下山陽也　133

第7章　上肢・下肢 137

Case.38　腕に生じた赤い発疹がステロイドで良くならない
.... 木村有太子　139

Case.39　左腕にケロイドのような発疹ができ, 拡大してきた
.... 比留間政太郎　143

vii

Case.40 手首が赤く腫れている ………………… 野口博光 147

Case.41 手首が赤く腫れている ………………… 野口博光 149

Case.42 手指先端からおできが徐々に腕に広がってきた
……………… 比留間政太郎 151

Case.43 膝の赤い発疹とかさぶた ………… 木村有太子 155

Case.44 すねにコブができた。痛い ………… 野口博光 157

Case.45 くるぶしのキズが大きくなった … 木村有太子 159

第8章 手 ………………………………………… 161

Case.46 手首にかゆくて赤い線ができた ……… 野口博光 163

Case.47 手の甲にコブができた ……………… 野口博光 167

Case.48 手の甲にコブができた ……………… 野口博光 169

Case.49 手のひらに黒いシミができた ……… 野口博光 173

Case.50 指の間がジクジクして治らない …… 野口博光 175

Case.51 指にしこりができた ………………… 野口博光 177

Case.52 指の皮が剥ける ……………………… 野口博光 181

第9章 足 ………………………………………… 183

Case.53 足の甲の湿疹が改善しない ………… 木村有太子 185

Case.54 趾間の皮が剥ける …………………… 木村有太子 187

Case.55 趾間の皮が剥ける ………………………… 野口博光 191

Case.56 足の裏がかゆい。水疱がある ……… 木村有太子 193

Case.57 足の裏がカサカサする。皮が剥ける… 木村有太子 197

Case.58 足の裏の皮膚が硬くなった ………… 木村有太子 201

Case.59 足の裏のシミが大きくなった ……… 木村有太子 203

第10章 爪 …………………………………………… 207

Case.60 手の爪が黒くなった ………………… 野口博光 209

Case.61 手の爪が黒くなった ………………… 野口博光 213

Case.62 足の爪が白くなった ………………… 野口博光 215

Case.63 足の爪が黒くなった ………………… 野口博光 217

Case.64 足の爪が変色している ……………… 野口博光 221

Case.65 足の爪が変色している ……………… 野口博光 225

Case.66 足の爪が変色して肥厚した ………… 野口博光 229

Case.67 足の爪が変色して剥離した ………… 野口博光 233

Case.68 足の爪が変色して壊れる …………… 野口博光 237

Case.69 足の爪が変色して化膿した ………… 野口博光 239

Case.70 足の爪白癬の治療をして12カ月。
治らない爪がある ……………………… 野口博光 243

ix

Break Time

① 本の意外な使われかた　　　　　　　木村有太子　……………… 43
② 真菌培養のすすめ　　　　　　　　　野口博光　……………… 44
③ カメラとともに　　　　　　　　　　野口博光　……………… 205
④ 真菌学会の魅力　　　　　　　　　　野口博光　……………… 206
⑤ スポーツと爪　　　　　　　　　　　木村有太子　……………… 247
⑥ サブスペに真菌はいかがですか？　木村有太子　……………… 247

疾患別もくじ ……………………………… 249

索引 ………………………………………… 252

編著者紹介 ……………………………… 256

Case. 1ページめの見かた

外来診療を模しています。
表題は「患者の主訴」で，その後，現病歴・初診時所見までが記されます。

臨床でみる頻度 （星が多いほどよく出遭う）

★☆☆ ……………………………………………… めったに見ない
★★☆ ……………………………………………… たまに見かける
★★★ ……………………………………………… よく出遭う

診断治療の難易度 （星が多いほど難しい）

★☆☆ ……………………………………………… 平易
★★☆ ………………………… それほど難しくないが注意が必要
★★★ ……………………………………………… 難しい

用語一覧

本書では下記のように表記いたします。

表記	用語
マイコセル®	マイコセル培地, シクロヘキシミド・クロラムフェニコール加サブロー培地
BHI	Brain Heart Infusion, 0.1%サイアミン加 BHI
H&E	Hematoxylin and Eosin, ヘマトキシリン・エオジン
ITS	Internal Transcribed Spacer
LPCB	Lactophenol Cotton Blue, ラクトフェノール・コットンブルー
MIC	Minimum Inhibitory Concentration, 最小発育阻止濃度
PAS	Periodic Acid-Schiff
PDA	Potato Dextrose Agar, ポテトデキストロース寒天培地
rDNA	リボゾーマル RNA 遺伝子
SDA	Sabouraud Dextrose Agar, サブロー培地
Sp.	Species

Sporothrix schenckii complex と *Fonsecaea pedrosoi* complex について

Sporothrix schenckii complex は，遺伝的には異なるものの形態的に類似した複数の病原性 *Sporothrix* 種の総称です。かつては培養による形態観察によって菌種を同定していたため，原因菌は *Sporothrix schenckii* complex と記載しました。近年の遺伝子解析により，日本を含むアジアでは主に *Sporothrix globosa* が分離されることが明らかになりました。同様に，*Fonsecaea pedrosoi* complex に属する菌種のうち，日本では主に *Fonsecaea monophora* が分離されます。

近年，分子生物学的同定が可能になったため今後症例報告をする場合は，可能なかぎり分子同定を行い，現行名で行うのが良いでしょう。

本書では次のように表記しました：
診断時に形態学的同定された *Sporothrix schenckii* を，*Sporothrix schenckii* complex
　　　　　　　　　　　　　　Fonsecaea pedrosoi を，*Fonsecaea pedrosoi* complex

登場する先生

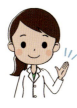

うたこ先生
きれいなカビを見ると喜んで，患者さんに見せちゃう習性がある。

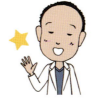

のぐち先生
真菌が大好きで，週末はカビを生やして過ごす。しいたけも栽培している。

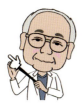

比留間先生
トンスランス感染症の大家。後輩の教育に熱心。

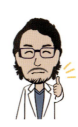

下山先生
カビの研究を続ける都会の開業医。

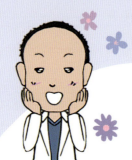

日常診療でみかける
さまざまな症状…
こんな患者さんが来たら，
あなたなら，まず何をしますか？
どんな風に考えて
進めてゆけばいいでしょう。

Q&A 形式でまとめました。

Let's try!

各Case，最初の1ページが症例の概要でQuestionになっています。まずはこのページで立ち止まって，行うべき検査や診断について考えてみてくださいね。

ページをめくると，答えが展開されてゆきます。

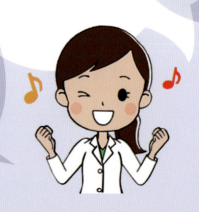

chapter 1

第 1 章

頭 部

第 1 章　頭部

臨床でみる頻度 ★★☆　　診断治療の難易度 ★★☆

Case No.1　髪の毛が薄くなった

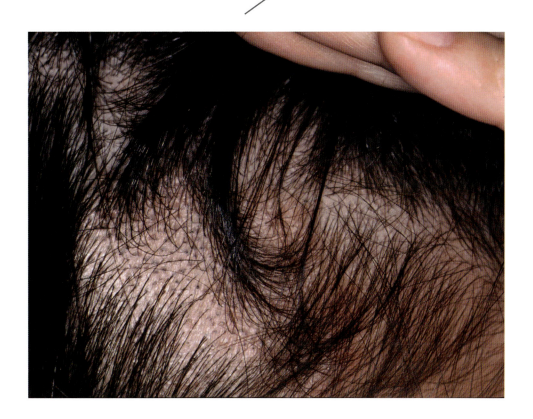

20歳, 女性, 大学生　柔道部員

【現病歴】
　3～4カ月前より, 前頭部から右側頭部にかけて, 境界不明瞭で不完全な脱毛が生じた。

【初診時所見】
　軽度の紅斑を認め, 軽いかゆみを訴える。

No.1

> 想定される疾患

- びまん性脱毛症 ● 円形脱毛症 ● 脂漏性皮膚炎 ● 頭部白癬（黒点状白癬）

> やることは

- イヌ・ネコの飼育，柔道・レスリングなど格闘技に関する問診 ← 頭部白癬を疑う
- ダーモスコピー検査 ← 頭部白癬，円形脱毛症，びまん性脱毛症を鑑別する
- KOH 直接鏡検（毛髪，鱗屑）← 頭部白癬，脂漏性皮膚炎を疑う
- 真菌培養 ← 頭部白癬であれば，菌種の同定をする

診断のヒント 臨床ではココを診る

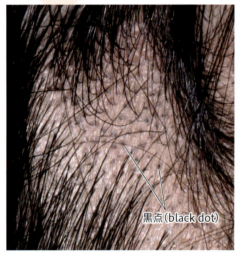

T. tonsurans による黒点は，*T. violaceum* などと比べ小さいので，虫眼鏡，ダーモスコピーで注意深く観察する必要がある

■黒点のダーモスコピー検査所見

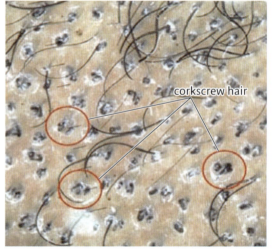

病毛は脆弱になり毛包内でとぐろを巻いて面皰様黒点となる。検体採取にはこの黒点をコメド鉗子で圧出する

第1章　頭部

診断

鏡検

■パーカーインク KOH 検査所見（左 ×40, 右 ×400）

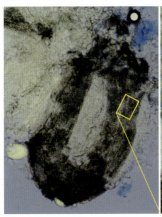
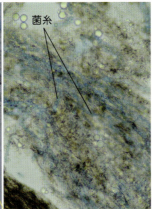

菌糸

菌の毛内寄生のため毛髪は脆弱化し渦巻状を呈する。拡大すると菌糸を認める

検体：毛髪（黒点）

> **Answer**
> 臨床症状…面皰様黒点（black dot）がみられる
> 鏡　検……毛髪に毛内性大胞子菌型寄生を認める
>
> 以上のことから，診断は
> **頭部白癬**（黒点状白癬, black dot ringworm）

おさらい ▶ 皮膚真菌症マニュアル P.156

培養

■平板培養所見
（SDA, 25℃, 4週間）

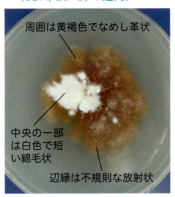

周囲は黄褐色でなめし革状
中央の一部は白色で短い綿毛状
辺縁は不規則な放射状

■スライド培養 LPCB 染色所見
（SDA, 25℃, 4週間, ×400）

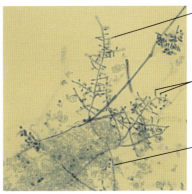

短い分生子柄先端にマッチ棒状に生じる小分生子が特徴

菌糸から直接生じる涙滴状小分生子

細長い大分生子

—— 以上のことから，原因菌は ——

Trichophyton tonsurans

おさらい ▶ 皮膚真菌症マニュアル P.64

治療

■治療の考えかた
- 黒点状白癬は毛包周囲の免疫反応が弱いため，症状は軽度である．このため治療を中断しやすい．ただ，無治療で放置すると保菌者になりやすいため注意深い経過観察が大切である．
- 治療開始後，3カ月，6カ月，1年にヘアブラシ培養を行う．
- 治療中の患者の練習への参加の可否：菌は内服治療開始後1〜2週で急激に減少するので，「きちんと治療を受けていれば可」と著者は指示している．
- 生活指導：本症の多くは格闘技クラブ内の集団感染である．患者が一人であっても全部員が生活注意を心掛ける（表）．

表　トンスランス感染症の生活指導

掃　除	柔道場や自分の部屋は，電気掃除機で毎日よく掃除をしましょう
洗　濯	柔道着など運動着をよく洗濯しましょう
シャワー	練習直後にシャワー・入浴で頭，体を石けんでよく洗いましょう
処　置	疑わしい症状があれば，速やかに皮膚科医の診察を受けましょう
治　療	部員内，家族内に同じ症状の人がいたら，受診を勧めましょう
ボディチェック	試合や練習前にボディーチェックをして，皮疹があるときは休みましょう
内服治療	頭髪の保菌者は，必ず内服治療を受けましょう

(比留間政太郎，白木祐美，廣瀬伸良：トンスランス感染症　ブラシ検査・治療・予防のガイドライン，2012より引用)

■本症例の治療経過
①テルビナフィン125 mg/日を8週投与と抗真菌薬入りシャンプーでの洗髪
- 4週で短い発毛を認め，さらにテルビナフィンを4週投与した（その後来院していないため臨床経過は不明）．
- 内服開始後3カ月と6カ月に行った集団検診でのヘアブラシ培養は陰性であった．

②生活指導
　表の通り行った．

> **著者からひとこと!**
> - 黒点状白癬の黒点は小さく，見逃されることが多いのでダーモスコピーでよく観察しましょう．
> - *T. tonsurans*による黒点状白癬の特徴は，軽度のかゆみがあることです．著者は「頭皮はかゆくはないですか？」と必ず聞くようにしています．

第1章　頭部

臨床でみる頻度 ★★☆　　診断治療の難易度 ★★☆

Case No.2　最近フケが多くなり，少しかゆみがある

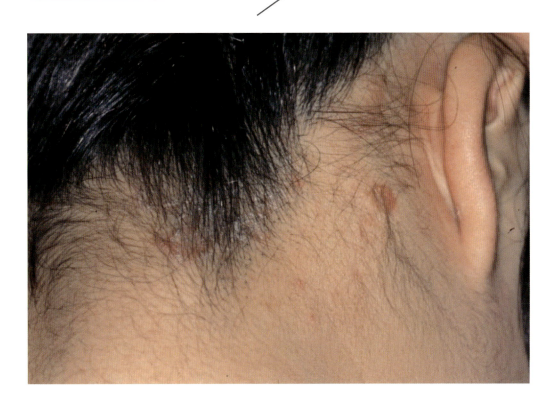

19歳，女性，大学生　柔道部員

【現病歴】
　1〜2カ月前よりフケが増えて，後頭部にかゆみが生じていた。

【初診時所見】
　後頭部髪の生え際に鱗屑を伴う紅斑を認め，軽度のかゆみを訴える。頸部と左手背にも同様の皮疹がみられた。

No.2

想定される疾患

- 頭部白癬（落屑斑型）　●脂漏性皮膚炎　●フケ症

やることは

- イヌ・ネコの飼育, 柔道・レスリングなど格闘技に関する問診　⬅　頭部白癬を疑う
- 他の身体部位の診察　⬅　体部白癬の有無を調べる
- ダーモスコピー検査　⬅　頭部白癬, 脂漏性皮膚炎, フケ症を鑑別する
- KOH 直接鏡検（毛髪, 鱗屑）　⬅　頭部白癬を疑う
- 真菌培養　⬅　頭部白癬を疑う

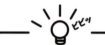

柔道部所属であるため, トンスランス感染症かも知れない。

診断のヒント　臨床ではココを診る

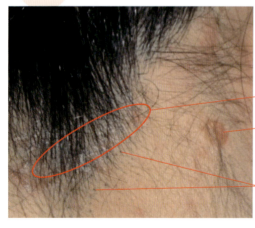

脂漏性皮膚炎様の皮疹, 生え際の鱗屑を伴う紅斑
鱗屑を伴う小紅斑
面皰様黒点
（虫眼鏡やダーモスコピーではっきり観察できる）

頭部白癬のダーモスコピー所見
おさらい ▶ 皮膚真菌症マニュアル P.156

第1章 頭部

診断

鏡検
■パーカーインク KOH 検査所見
（×100）

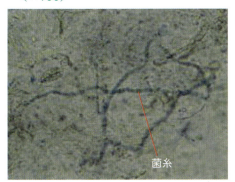

菌糸

検体：鱗屑

Answer

臨床症状…鱗屑, 紅斑, 黒点がみられる
鏡　検……鱗屑にはやや太めの菌糸を, 黒点部位では毛内に大型の胞子を多数認める

以上のことから, 診断は

頭部白癬＋体部白癬
（落屑斑型＋黒点状白癬）

黒点の鏡検像は, Case1 を参照。

培養
■平板培養所見
（SDA, 25℃, 3週間）

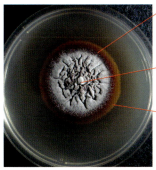

集落表面は黄褐色でなめし革状
中央は白色綿毛状
辺縁は不規則で放射状

■スライド培養 LPCB 染色所見
（SDA, 25℃, 4週間, ×400）

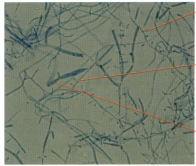

菌糸から直接生じる涙滴状小分生子
短い分生子柄先端に生じるマッチ棒状小分生子
細長い大分生子

―― 以上のことから, 原因菌は ――

Trichophyton tonsurans

おさらい ▶ 皮膚真菌症マニュアル P.64

治療

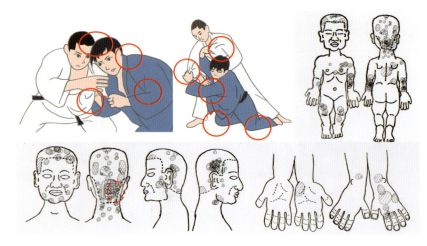

皮膚病には好発部位がある。トンスランス感染症では、身体の接触や、柔道着で擦れる部位に発生する。なお、今回の症例は ◯ 部位であった。

(Shiraki Y, Hiruma M, Hirose N, et al.: Commonly affected body sites in 92 Japanese combat sports participants with *Trichophyton tonsurans* infection. Mycoses 52; 339–342, 2009 より転載)

■治療の考えかた

- 本症の多くは格闘技クラブ内の集団感染である。1名でも感染者が出れば、3〜5％の部員はヘアブラシ培養が陽性となる。陽性者は同時に治療することが必要である。格闘技クラブでは監督がすべての権限をもっているため、監督や家族の協力のもとに集団検診や治療を行う。
- 患者からの家族内感染もあるので、家族構成も聴取し全員を同時に治療する。
- 頭部白癬に対して抗真菌薬の内服を行う。体部白癬の外用抗真菌薬の使用については、内服治療の経過をみて判断する。治療はガイドライン（比留間政太郎ほか：トンスランス感染症 ブラシ検査・治療・予防のガイドライン, 2012）に沿って行う。
- 内服治療を始めれば1〜2週で菌は急速に減少するはずなので「きちんと治療を受けていれば患者も練習に参加して良い」と著者は指示している。
- 抗真菌薬を内服すると3〜4週で症状は消失するが、再感染もあるので最低でも治療開始後3カ月・6カ月・1年にヘアブラシ培養での Follow-up が大切である。

■本症例の治療経過

① テルビナフィン 125 mg/日を6週内服、抗真菌薬含有シャンプーでの洗髪
- 4週後には、鱗屑・紅斑の改善を認め、6週後のヘアブラシ培養で陰性を確認した。3カ月・6カ月・1年後にヘアブラシ培養を行ったが、すべて陰性であった。

② 生活指導（Case1 治療の表参照）

著者からひとこと！

- トンスランスは身体の接触により即感染するので、一般の白癬菌よりも感染力が強いのが特徴です。ただし、足への感染はあまりみられません。
- トンスランス感染症は、格闘技クラブを中心とした感染症です。患者のみを治療しても根治は難しいため、クラブ全体を一つの単位と考えて集団検診を繰り返す必要があります。統括する監督の協力がポイントになります。

第 1 章　頭部

臨床でみる頻度 ★★☆　　診断治療の難易度 ★★☆

Case No.3　フケが多くなり，髪の毛が抜ける

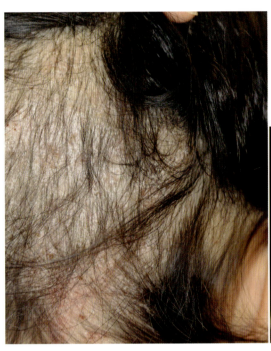
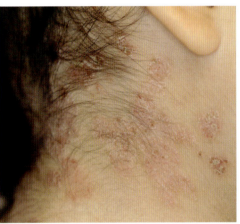

4歳, 女児, 18 kg　ペットとしてイヌを飼育している

【現病歴】
　2週前より頭部のフケが多くなり，近医皮膚科で頭部湿疹としてステロイド外用を開始した。しかし，症状はさらに悪化し，頭部の脱毛がみられるようになり，円形脱毛症として当科を紹介された。

【初診時所見】
　頭頂部に鱗屑・痂皮が付着する手掌大の脱毛斑を認めた。毛髪は容易に抜けた。後頸部から下顎にかけて，境界明瞭な鱗屑を伴う環状紅斑と丘疹，毛孔一致性の膿疱を認めた。

No.3

想定される疾患

- 頭部白癬　●脂漏性湿疹　●膿痂疹

やることは

- ダーモスコピー検査　←　頭部白癬を疑う（black dot や切れ毛, 膿疱の有無）
- KOH 直接鏡検　←　湿疹を否定し, 頭部白癬を疑う
- ペットの飼育についての問診　←　ペット由来の真菌感染の可能性を考える
- 一般細菌培養　←　膿痂疹を疑う

診断のヒント　臨床ではココを診る

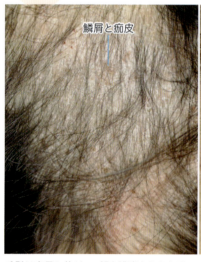

鱗屑と痂皮

毛髪は容易に抜け, 一部小膿疱もみられる

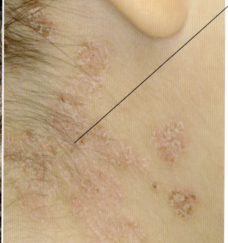

鱗屑を伴うかゆみの強い紅斑, 膿疱も認める

ここがPOINT

頭部白癬は病変が広範にわたる
頭部白癬は, 被髪部との境界部などから頸部, 耳介後部, 顔面に病変が広がっていることがあります。

■ ペットの飼育についての問診
・患児の家にはイヌが1匹, 近くに住む祖母宅にはネコが2匹飼われている

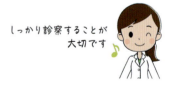
しっかり診察することが大切です

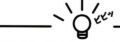
動物から感染したのかもしれない…。

第1章 頭部

診断

鏡検
■ KOH 検査所見（×400）

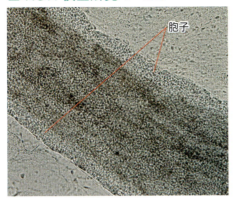

胞子

検体：毛髪

Answer
臨床症状…脱毛がみられる
鏡　検……毛外性小胞子菌型寄生を認める

以上のことから，診断は
頭部白癬（ケルスス禿瘡）

おさらい ▶ 皮膚真菌症マニュアル P.157

培養
■ 平板培養所見
（SDA, 27 ℃, 4 週間）

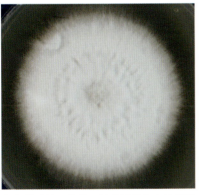

白色綿毛状の集落で培養形態からは菌種の同定はできなかった。
（*M. canis* としては非典型的）

■ スライド培養 LPCB 染色所見
（SDA, 25 ℃, 4 週間, ×400）

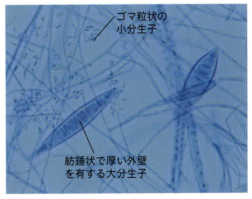

ゴマ粒状の小分生子

紡錘状で厚い外壁を有する大分生子

── 以上のことから，原因菌は ──

Microsporum canis

感染経路の精査
・患児, 飼いイヌ
　ヘアブラシ培養：陽性
・父親, 母親, 祖母宅のネコ2匹
　ヘアブラシ培養：陰性

■ イヌのヘアブラシ培養所見

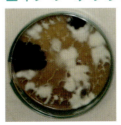

白い部分が
M. canis の集落である

ブラシ培養
おさらい ▶ 皮膚真菌症マニュアル P.48

治 療

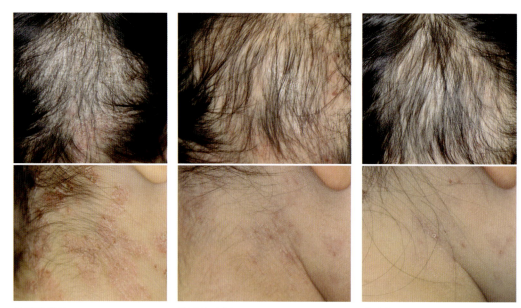

治療開始時　　　　治療後 4 週　　　　治療後 8 週

■ **治療の考えかた**
- 外用抗真菌薬のみの治療は行わない。小児でも親の承諾を得て、内服抗真菌薬を使用する。
- 約 2 週ごとに定期通院する。内服中は定期的に血液検査を行う。

■ **本症例の治療経過**
① イトラコナゾール 3 mg/kg/日を 8 週内服

- 頚部の皮疹にはルリコナゾールクリームを外用させた。
- 治療後 2 週で膿疱と結節は消退し、4 週には鱗屑・紅斑は改善を認め、6 週のヘアブラシ培養では陰性を確認した。8 週には発毛がみられ、20 週には毛髪は生え揃った。

② 生活指導
- シャンプーにミコナゾール含有シャンプーを使用するよう指導した。

■ **治療経過, 治療方針の変更**
⇒ **副作用が起きた時**
　肝機能障害などの副作用が生じた場合は小児科へ相談のうえ、テルビナフィンへの変更を検討する。
⇒ **3～4カ月の時点で, 良くなっていなかった時**
　体重を確認し服用量が適切か検討して増量するか、他薬への変更を検討する。

著者からひとこと！
- ヘアブラシ培養陽性のペットも動物病院で治療する必要があります。
- 同居する家族全員のヘアブラシ培養を行いましょう。

(写真は, 林 倫子, 木村有太子, 栗原麻菜, ほか：*Microsporum canis* によるケルスス禿瘡—飼いイヌからの感染が疑われた症例—. 皮病診療 43; 718-721, 2021 より転載)

第 1 章 頭部

臨床でみる頻度 ★★☆　診断治療の難易度 ★★☆

Case No.4　フケが多くなり，髪の毛が抜ける

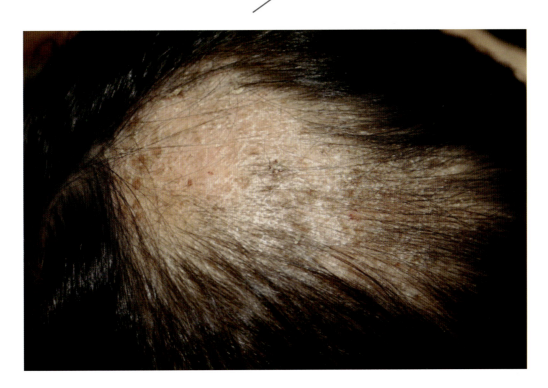

1歳, 女児, 9 kg　ペットとしてイヌとネコを飼育している

【現病歴】
　半年前より頭部のフケが多くなり，近医小児科にて脂漏性湿疹としてステロイド外用剤，膿痂疹疑いにて外用抗菌薬を処方された。その後，症状は悪化し，頭部の脱毛がみられるようになった。

【初診時所見】
　頭頂部に手掌大の鱗屑・痂皮が付着する脱毛斑がみられ，毛髪は容易に抜けた。

No.4

想定される疾患

● 頭部白癬 　● 脂漏性湿疹 　● 膿痂疹

やることは

● 一般細菌培養　　　　　　　　← 膿痂疹を疑う
● ペットの飼育についての問診　← ペット由来の真菌感染の可能性を考える
● 家族の病歴について確認　　　← 頭部白癬を疑う
　（体部白癬や同症状がいないか）
● KOH 直接鏡検　　　　　　　　← 脂漏性湿疹を否定し，頭部白癬を疑う

診断のヒント　臨床ではココを診る

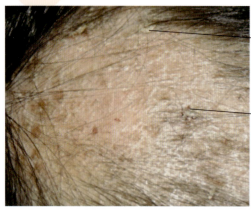

― 鱗屑と痂皮

― 膿疱

毛髪は容易に抜け，切れ毛もみられる

■ ペットの飼育についての問診
　患児の家ではネコが1匹，イヌが1匹飼われている。

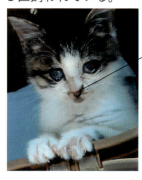

ネコは1歳で鼻口部に脱毛がみられた。爪周辺にも脱毛がみられた

■ 家族の診察
　母親に症状がみられた。

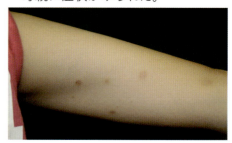

上腕中心に，かゆみの強い小紅斑が散在している

動物から感染したのかもしれない…。

第1章 頭部

診断

鏡検

■ KOH 検査所見（×400）

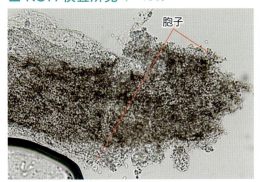

胞子

Answer
臨床症状…脱毛がみられる
鏡　検……毛外性小胞子菌型寄生を認める

以上のことから，診断は

頭部白癬（ケルスス禿瘡）

検体：毛髪

培養

■ 平板培養所見
（SDA, 27℃, 4週間）

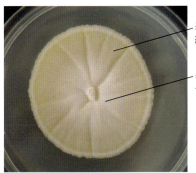

表面は黄白色絨毛状の集落

中央は淡黄色顆粒状

■ スライド培養 LPCB 染色所見
（SDA, 25℃, 4週間, ×400）

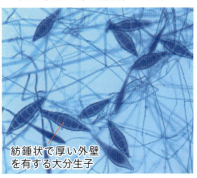

紡錘状で厚い外壁を有する大分生子

—— 以上のことから，原因菌は ——

Microsporum canis

感染経路および家族の感染の精査

■ 母親の腕の皮疹の真菌培養所見

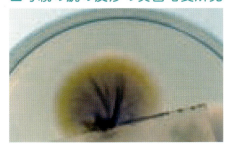

セロファンテープにより採取したもので，患児と同様の集落が分離された

・父親，飼いイヌ
　ヘアブラシ培養：陰性
・患児，母親，飼いネコ
　ヘアブラシ培養：陽性
・飼いネコから感染したと考えた
　ネコは鼻と耳が好発部位
・母親は頭部白癬（健康保菌者）＋体部白癬であった

ブラシ培養 おさらい　皮膚真菌症マニュアル P.48

治 療

患児
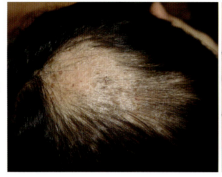
治療開始時

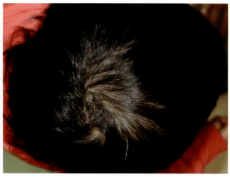
治療後4カ月　発毛を確認した

母親
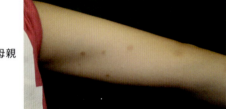
治療開始時　　　　　　　　治療後2週　皮疹が消失した

■治療の考えかた
・小児でも親の承諾を得て，内服抗真菌薬を使用する。
・家族内に感染者がいれば，感染者全員の治療を行う。
・約2週ごとに定期通院する。内服中は定期的に血液検査を行う。
・培養検査は治療終了後も1〜2カ月おきに半年行い，再発がないかしばらく経過観察する。

■本症例の治療経過
①イトラコナゾール 3 mg/kg/日を8週内服治療と頸部の皮疹にルリコナゾールクリーム外用

・治療後2週で膿疱と結節は消退し，4週には鱗屑・紅斑は改善を認め，6週のヘアブラシ培養では陰性を確認した。8週には発毛がみられ，20週には毛髪は生え揃った。
・母親もヘアブラシ培養陽性だったので，イトラコナゾール 400 mg/日を1週間内服し，体部白癬にはケトコナゾールクリームの外用を行った。
・ネコも獣医で治療を受け，ブラシ培養で陰性を確認した。

②生活指導
・洗髪にミコナゾール含有シャンプー（コラージュフルフルシャンプー®）を使用させた。

著者からひとこと！

● ヘアブラシ培養は治療の評価にも役立ちます！
● *M. canis* は感染力が強く，特に，若いネコ，拾いネコ，野良ネコが感染源となったケースが多くみられます。

（写真は，木村有太子，今 泰子，木下綾子，ほか：広範囲の脱毛を形成した *Microsporum canis* による乳児ケルスス禿瘡の1例．日小児皮会誌 34; 55-59, 2015 より転載）

第 1 章　頭部

臨床でみる頻度 ★★☆　　診断治療の難易度 ★★☆

Case No.5　頭の皮膚が盛り上がって、かさぶたができる。髪の毛が抜ける

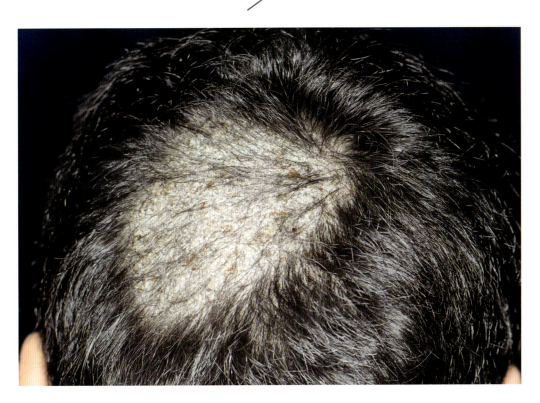

11歳、男児、50 kg　相撲と柔道をしているが、同様に相撲と柔道をしている双子の兄にも同じ症状がある

【現病歴】
　3カ月前よりかゆみを伴う皮疹が後頭部、顔面に出現し、近医でステロイド外用治療を受けたが、改善せず拡大した。

【初診時所見】
　頭頂部より後頭部にかけて、約10 cm大の鱗屑・痂皮が付着する柔らかい不完全な脱毛斑を認め、軽いかゆみを訴える。

No.5

想定される疾患

- ●脂漏性皮膚炎　●尋常性乾癬　●頭部慢性膿皮症　●頭部白癬（ケルスス禿瘡型）

やることは

- ●イヌ・ネコの飼育，柔道・レスリングなど格闘技に関する問診　← 頭部白癬を疑う
- ●ダーモスコピー検査（毛髪断裂，鱗屑，黒点の有無）　← 頭部白癬，脂漏性皮膚炎，尋常性乾癬を鑑別する
- ●KOH 直接鏡検（毛髪，鱗屑）　← 頭部白癬，脂漏性皮膚炎，尋常性乾癬を疑う
- ●真菌培養，一般細菌培養　← 頭部白癬，慢性膿皮症を疑う
- ●皮膚生検（必要により）　← 頭部白癬，尋常性乾癬，慢性膿皮症を鑑別する

診断のヒント　臨床ではココを診る

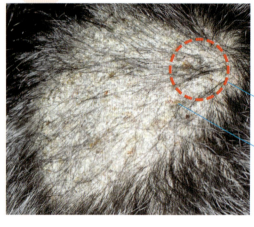

相撲，柔道をしているとのことで，まずトンスランス感染症を疑った。

- 不完全脱毛を伴って，やや隆起している
- 鱗屑と痂皮

鱗屑と痂皮は厚く，ピンセットで剥ぎ取れ，出血を伴う。毛髪は長短混在しており，密度も不揃いである

ここがPOINT

病毛の KOH 検査

抜けやすい毛髪をなるべくたくさん引き抜いてパーカーインク KOH 検査を行い，毛内菌か毛外菌かを確認します。

病毛，鱗屑，痂皮の KOH 検査と真菌培養，ヘアブラシ培養を行います。なお，検体の一部は追加検査が必要な場合に備え保存しておきます。

病毛の KOH 標本の作り方
おさらい ▶ 皮膚真菌症マニュアル P.32

第1章 頭部

診断

鏡検
■パーカーインク KOH 検査所見
（×400）

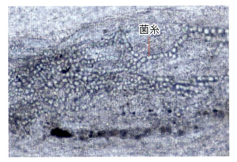
菌糸

検体：毛髪

Answer
臨床症状…鱗屑, 痂皮, 脱毛がみられる
鏡　検……多数の毛内菌糸を認める

以上のことから, 診断は
頭部白癬
（ケルスス禿瘡）

培養
■平板培養所見
（SDA, 25 ℃, 4 週間）

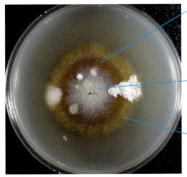

- 集落表面は黄褐色でなめし革状
- 中央は灰褐色で短絨毛状
- 辺縁は不規則で放射状

■ヘアブラシ培養所見
（マイコセル®, 25 ℃, 2 週間）

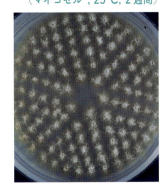

すべてのスパイクの先端に灰褐色集落を認める

ここが POINT
病毛の培養にはマイコセル®を使用する

■スライド培養 LPCB 染色所見
（SDA, 25 ℃, 4 週間, ×400）

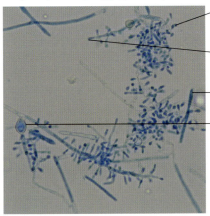

- 菌糸から直接生じる涙滴状小分生子
- 短い分生子柄先端に生じるマッチ棒状小分生子
- 細長い大分生子
- 介在性厚膜分生子

── 以上のことから, 原因菌は ──
Trichophyton tonsurans

おさらい ▶ 皮膚真菌症マニュアル P.64

21

治療

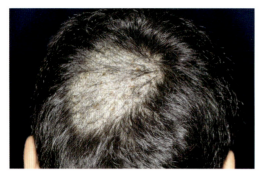
治療開始時

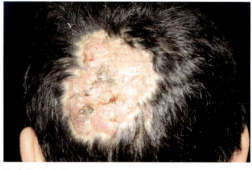
治療後2カ月

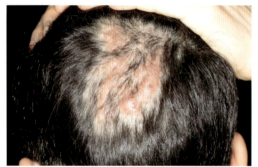
治療後3カ月

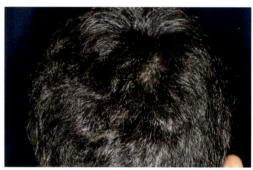
治療後1年

■治療の考えかた
- 内服抗真菌薬を使用する。治療期間中は、いったん悪化することもよくあるが、そのまま内服を続ける。通常、2週程度で症状は改善してくる。
- 強い炎症反応を起こした時には、ステロイド内服を併用することもある。
- 患者が一人であっても全部員が生活注意を心掛ける。

■本症例の治療経過
① テルビナフィン 125 mg/日と抗真菌薬含有シャンプーでの洗髪
- 1カ月で膿瘍増大・脱毛は進行し疼痛も強いためプレドニン 15 mg/日を2週間追加した。治療後2カ月に炎症は進行したが、ヘアブラシ培養は陰性化した。
- 内服は3カ月で終了しシャンプーのみとした。治療後3カ月には明らかに発毛を認め、1年で治癒を確認した。
② 生活指導(Case1 治療の表参照)

著者からひとこと！

- ケルスス禿瘡の多くは小児で症状も強く、保護者も心配することが多いのですが、時間はかかっても必ず治ることを説明します。毛髪はほとんど元に戻ります。
- 内服抗真菌薬がなかった時代には、自然に瘢痕治癒していました。

臨床でみる頻度 ★★☆　　診断治療の難易度 ★★☆

Case No.6　首がかゆい

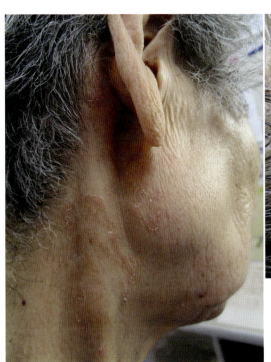
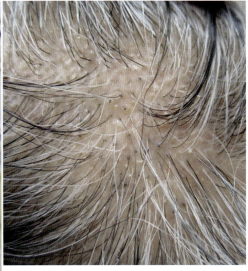

82歳，女性，主婦

【現病歴】
　4カ月前より右後頸部および右耳介後部の紅斑とかゆみがあり，ステロイド外用を開始したが，その後も症状が軽快しないため当院を受診した。

【初診時所見】
　右頸部に落屑を伴う環状紅斑を認め，軽度のかゆみがあった。
　自覚症状はなかったが頭皮を診察したところ，右側頭部で，毛包の開大と面皰様黒点を認めた。

No.6

想定される疾患

- ●頭部白癬, 体部白癬　●円形脱毛症　●頭部湿疹, 頚部湿疹

やることは

- ● KOH 直接鏡検　　　　　　　　← 湿疹・円形脱毛症を否定し, 体部白癬と頭部白癬を疑う
- ●ダーモスコピー検査　　　　　　← 頭部白癬を疑う（black dot の有無）
- ●足白癬や爪白癬の有無を確認　　← 体部白癬を疑う

診断のヒント　臨床ではココを診る

■頭の脱毛部のダーモスコピー検査所見

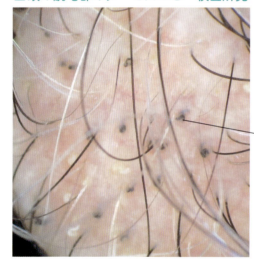

頭部白癬に特徴的な所見 "Comma hair" を認める

毛包の開大と面皰様黒点を多数認める

ここが POINT

頚部や耳介周辺の環状紅斑をみたら, 必ず頭部の診察をしましょう。
　頭部白癬を見逃さないことが大切です。

■足の診察

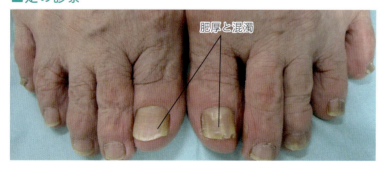

肥厚と混濁

第1章 頭部

診断

鏡検
■パーカーインク KOH 検査所見
（×400）

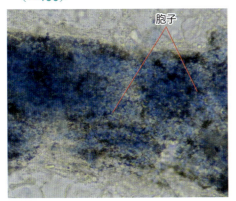

胞子

検体：毛髪

Answer

臨床症状…脱毛部のダーモスコピー所見で，面皰様黒点を認める（Comma hair）。頚部環状紅斑，足爪の混濁と肥厚がみられる

鏡　検……頚部と爪に菌糸を，毛髪に毛内性大胞子菌型寄生を認める

以上のことから，診断は
頭部白癬（black dot ringworm）
＋体部白癬
＋爪白癬

培養
■平板培養所見
（BHI, 25℃, 8週間）

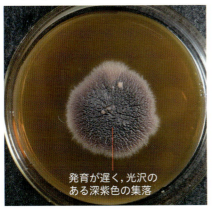

発育が遅く，光沢のある深紫色の集落

■引っ掻き標本 LPCB 染色所見
（BHI, 25℃, 8週間, ×400）

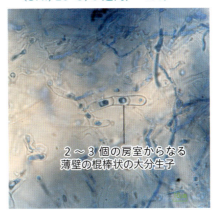

2〜3個の房室からなる薄壁の棍棒状の大分生子

リボゾーム RNA 遺伝子の ITS 領域のシークエンスを行った。その塩基配列は，*Trichophyton violaceum* の基準株と100％の相同性を認めた。

—— 以上のことから，原因菌は ——
Trichophyton violaceum

おさらい ▶ 皮膚真菌症マニュアル P.66

No.6

治療

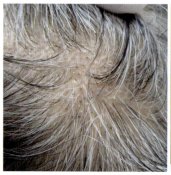
治療開始時

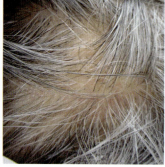
治療後10週

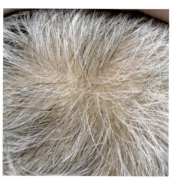
治療後24週

■ 治療の考えかた
- 頭部白癬・爪白癬については，内服抗真菌薬を使用する。
- 頸部の体部白癬については，外用抗真菌薬も使用する。
- 約2週ごとに定期通院する。定期的な血液検査とヘアブラシ培養も行う。

■ 本症例の治療経過
① ホスラブコナゾール 100 mg/日の内服と頸部にはルリコナゾール外用

- 頸部の体部白癬は治療後4週に症状は消失，菌は陰性化し，頭部白癬は4週にヘアブラシ培養は陰性化，10週にblack dotが消失し治癒とした。
- 爪白癬もあるため，12週まで内服し，内服終了24週には爪も治癒した。

② 生活指導
- 洗髪にはミコナゾール含有シャンプー（コラージュフルフルシャンプー®）を使用させた。

■ 治療経過，治療方針の変更
⇒ 2～3カ月の時点で，すんなり良くなった時
　培養検査は治療終了後も1～2カ月おきに半年行い，再発の有無をしばらく経過観察する。
⇒ 副作用が起きた時
　肝機能障害などの副作用が生じた場合はテルビナフィン内服へ変更する。
⇒ 3～4カ月の時点で，良くなっていなかった時
　内服が励行されているか確認をする。また，薬剤耐性菌についても考慮し，薬剤の変更について検討する。

著者からひとこと！
- *T. violaceum* は比較的まれなヒト好性菌ですが，家族内感染や老人施設での集団感染の報告もあるので今後も注意が必要です。

（写真は，Miyata A, Kimura U, Noguchi H, et al.: Tinea capitis caused by *Trichophyton violaceum* successfully treated with fosravuconazole. J Dermatol 48; e331–e332, 2021 より転載）

chapter 2

第 2 章

顔面・口唇

第 2 章　顔面・口唇

臨床でみる頻度 ★☆☆　　診断治療の難易度 ★★☆

Case No.7　顔に発疹ができた

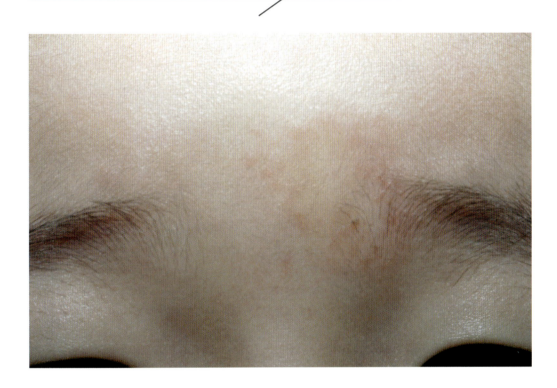

1 歳 8 カ月，女児，9.0 kg　父親はウシの肥育業者

【現病歴】
　母親が 1 週前に眉間の紅斑に気づき，ステロイドを外用していた。

【初診時所見】
　左眉毛部外側より眉間部にかけて軽度の落屑を伴う径 10 mm の紅斑を認める。

No.7

想定される疾患

● 接触皮膚炎　● 体部白癬

やることは

● 直接鏡検　⇐　接触皮膚炎を否定し，白癬を考える
● 家族歴の問診　⇐　乳幼児は感染機会が少ないので，家族内感染を疑う

診断のヒント　臨床ではココを診る

■ ステロイド外用治療が無効であった環状紅斑

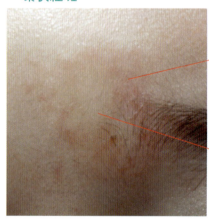

境界不明瞭で鱗屑が少ない非炎症性紅斑

中心治癒傾向

乳幼児には珍しいが，臨床症状からは白癬が疑われる

■ 同居する父親の右前腕伸側の所見

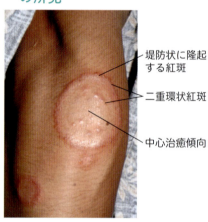

堤防状に隆起する紅斑

二重環状紅斑

中心治癒傾向

強い炎症（二重環状紅斑）を伴う白癬を認めた（父親以外の家族に病変なし）

■ ウシの頭頸部の所見

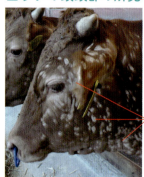

鱗屑痂皮局面

飼育牛120頭のうち20頭に，鱗屑痂皮局面を認めた

父親はウシの肥育業者
⇒ 父親はウシからの感染
⇒ 女児は父親からの感染による白癬
⇒ ステロイド外用によって炎症が抑制された状態
➡ つまり，異型白癬ではないだろうか？

第 2 章　顔面・口唇

診断

鏡検
■パーカーインク KOH 検査所見
（×100）

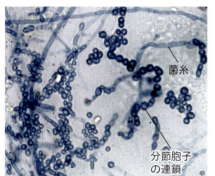

菌糸
分節胞子の連鎖

検体：患児の鱗屑

Answer
臨床症状…眉間に紅斑がみられる
鏡　検 ……菌糸と分節胞子の連鎖を認める

以上のことから，診断は
体部白癬（異型白癬）

培養
■平板培養所見
（マイコセル®，37 ℃, 2 週間）

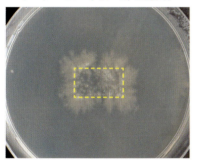

子どもの検体採取に刃物は使えないので，両面テープ（点線部）を用いた

■スライド培養 LPCB 染色所見
（BHI, 32 ℃, 1 週間, ×400）

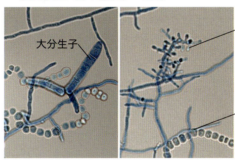

大分生子
小分生子
分節胞子の数珠状連鎖

――以上のことから，原因菌は――
Trichophyton verrucosum

ここが POINT

T. verrucosum の感染力は強力

　T. verrucosum はウシ白癬の主要な原因菌ですが，感染力が強く，ウシからヒト，さらにヒトからヒトへと感染し，時に集団感染を発生します。
　畜産業が盛んな北海道・東北・九州などで高頻度となっています。

治療

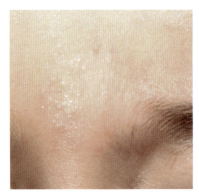

ブテナフィン外用治療後3週
患児の所見

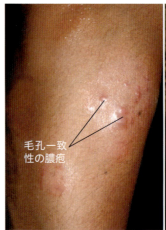

毛孔一致性の膿疱

ブテナフィン外用治療後3週
父親の所見

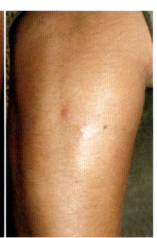

テルビナフィン内服治療後2週(ブテナフィン外用治療後3週から併用)

■治療の考えかた
- 外用抗真菌薬治療を1カ月行う。難治例にはテルビナフィンを内服する。
- 家族内感染に注意が必要である。

■本症例の治療経過
① 女児は1カ月のブテナフィン外用治療で治癒した。
② 父親はブテナフィン外用治療後3週で毛孔一致性の丘疹または膿疱が残存したため、テルビナフィン125 mg/日の内服の併用により1カ月後に治癒した。
③ 生活指導(予防)
- 本症の好発部位は腕などの露出部である。作業後は十分に洗浄するよう指導する。
- 市販のステロイド外用剤を使用せず皮膚科を受診させる。

> **著者からひとこと!**
> - ウシは、獣医師がナナオマイシン®の外用で治療します。もちろんヒトには適応外です。
> - 父親は「ウシカビは自分もナナオマイシン®で治るから皮膚科には行かない」と言いましたが、それでは困るので、阿蘇の山麓の牛舎まで父親の往診をしました。
> - ナナオマイシン®はノーベル医学・生理学賞の大村智先生が石川県七尾で採取した放線菌から分離した抗真菌薬です(文献)。

(写真は、Yamada A, Noguchi H, Sakae H, et al. : Tinea faciei caused by *Trichophyton verrucosum* in a 20-month-old female: case report and summary of reported cases in Japan. J Dermatol 39; 667-669, 2012 より転載)

文献) Omura S, Tanaka H, Koyama Y, et al. : Letter: Nanaomycins A and B, new antibiotics produced by a strain of Streptomyces. J Antibiot (Tokyo) 27; 363-365, 1974

第 2 章　顔面・口唇

臨床でみる頻度 ★★☆　　診断治療の難易度 ★★☆

Case No.8　顔のかゆみのある発疹が治らない

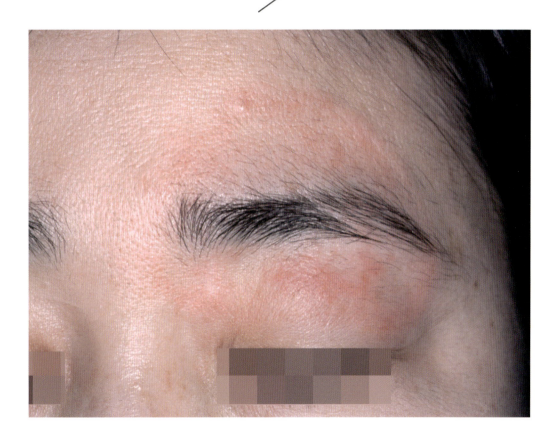

45 歳, 女性, 主婦　イヌ・ネコの飼育歴なし

【現病歴】
　顔にかゆみのある湿疹があったため, 数件の皮膚科を受診しステロイド外用治療を受けたが治らなかった。

【初診時所見】
　左眉毛を中心として, 上眼瞼, 前額部に, 境界ほぼ明瞭でかゆみがあり, 軽度の鱗屑を伴う紅斑がみられる。

No.8

想定される疾患

- ●接触皮膚炎　●脂漏性皮膚炎　●好酸球性毛包炎　●体部白癬

やることは

- ●化粧品の変更などの有無の問診 ← 接触皮膚炎を除外する
- ●イヌ・ネコの飼育, 家族内の格闘技者の有無の問診 ← 白癬を疑う
- ●他の部位の症状の有無の問診 ← 白癬を疑う（フケ, 体部白癬, 爪・足白癬などの有無）
- ●直接鏡検 ← 脂漏性皮膚炎や好酸球性毛包炎を否定し, 白癬を疑う

診断のヒント　臨床ではココを診る

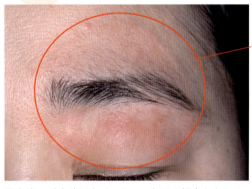

境界ほぼ明瞭で軽度の鱗屑を伴う紅斑局面

ここがPOINT

顔は, 化粧, ステロイド外用, 掻破など様々な外的な刺激が加わりやすい部位です。特に眉毛部などの毛包内に菌が入りやすいため, 注意深くKOH直接鏡検を施行する必要があります。

足白癬・爪白癬はなく, イヌ・ネコの飼育もない

■子ども二人（長男・次男）が柔道をしている

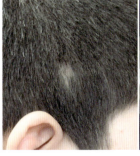 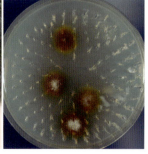

次男の脱毛斑（左）と *Trichopyton tonsurans* を分離したヘアブラシ培養（右）。長男にも同様の脱毛斑を認め, 同菌を分離同定した

問診により子どもから感染した可能性を考えた。顔面に生じているけど, もしかしたら体部白癬かも…！

第2章　顔面・口唇

診断

鏡検
■ パーカーインク KOH 検査所見（×100）

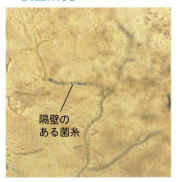

隔壁のある菌糸

検体：鱗屑

Answer
臨床症状…環状の紅斑・鱗屑がみられる
鏡　検……隔壁のある菌糸を認める

以上のことから，診断は
体部白癬（異型白癬）

培養
■ 平板培養所見
（SDA, 27 ℃, 4 週間）

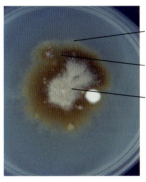

- 辺縁は放射状の襞
- 表面は褐色でなめし革状
- 中央は白色で短い綿毛状

■ スライド培養 LPCB 染色所見
（SDA, 25 ℃, 4 週間, ×400）

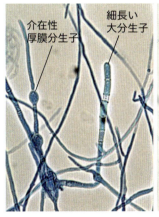

- 介在性厚膜分生子
- 細長い大分生子
- 短い分生子柄先端に生じるマッチ棒状小分生子
- 菌糸の側面に直接生着する小分生子

―― 以上のことから，原因菌は ――
Trichophyton tonsurans

おさらい ▶ 皮膚真菌症マニュアル P.64

35

治療

■治療の考えかた
- 顔面白癬は，まずヘアブラシ培養を行う。陽性であれば抗真菌薬の内服を行い，陰性であれば抗真菌薬の外用を行う。
- *T. tonsurans* であれば，家族内感染を疑って家族のヘアブラシ培養，治療を行う。

■ヘアブラシ培養陽性の場合の治療方針
⇒集落数が2個以下の時
　抗真菌薬入りシャンプー，3～4カ月間
⇒集落数が3個以上の時
　① イトラコナゾール：パルス療法1~2回
　② テルビナフィン：6週
　③ ホスラブコナゾール：6週（保険適用外）

⇒治療後3カ月にヘアブラシ培養を行い，陽性であれば追加治療

■本症例の治療経過
①ルリコナゾールクリームの外用を6週
- 1日1回，皮疹より1～2cm広めの外用後2週でほぼ皮疹は消失した。
- 子ども二人の頭部白癬は，内服治療を行った。

②生活指導
- 柔道部全体の感染を疑い，ヘアブラシ培養，治療を行うことを勧める。

おさらい ▶ 皮膚真菌症マニュアル P.158

著者からひとこと！
- 本症例は私が初めて経験したトンスランス感染症であったため，ヘアブラシ培養は行っていません。今思えば，病変も眉毛を含んでおり，内服療法も必要であったかも知れません。
- 治癒後長期観察しましたが，頭髪，眉毛への感染の発症はみられませんでした。

比留間 Dr. column

　最初は見当もつきませんでした。本症の発見と治療に携わって以降，大学理事長からスポーツ学部の教授を紹介され，二人でトンスランス感染症を撲滅するように指示されたのです。
　患者さんは，毎週日曜日にお子さん二人の柔道の応援に行かれていました。彼女は私に試合の様子を教えてくれるだけでなく，柔道界で奇妙なたむしが流行っていることや，柔道界の師弟関係なども教えてくれました。疾患の背景を理解するのにずいぶん助けてもらったと，患者さんに感謝しています。まさに「患者は良い先生である」ということを身をもって感じました。私は彼女と出会ってから30年間，本症を研究しています。

第 2 章　顔面・口唇

臨床でみる頻度 ★★☆　　診断治療の難易度 ★☆☆

Case No.9　顔に赤い発疹ができた

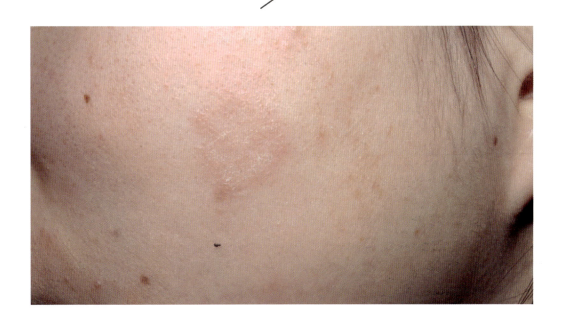

26 歳, 女性, 家事手伝い　ペットは飼育していないが, 野良ネコに餌を与えたり, 家に入れたりしていた

【現病歴】
　4 日前に左頬部の皮疹に気づいた。ステロイド外用歴はない。

【初診時所見】
　左頬部に 25 mm 大の鱗屑を伴う環状紅斑を認めた。軽度のかゆみがある。

No.9

> 想定される疾患

●接触皮膚炎　●体部白癬

> やることは

●直接鏡検　　　　　　　　　　⇐ 接触皮膚炎を除外し，白癬を疑う
●動物の飼育についての問診　　⇐ 動物好性菌による白癬を疑う
●家族の皮膚症状の有無の問診　⇐ 家族内感染や感染拡大を防ぐ

診断のヒント　臨床ではココを診る

■左頬部の皮疹

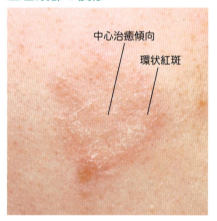

環状紅斑から白癬を疑う

（中心治癒傾向／環状紅斑）

■動物の飼育についての問診

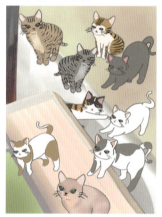

患者は野良ネコ9匹に縁側で餌を与えている。家に入れることもある

■同居する家族の白癬の有無の確認
他の家族2名に白癬はなかった。

T. mentagrophytes は，イヌ，ネコ，ウサギなど，げっ歯類から分離される。
本症例は野良ネコから感染したのでは…。

第 2 章　顔面・口唇

診断

鏡検
■ KOH 検査所見（×100）

隔壁のある菌糸を認めた。

Answer
臨床症状…環状紅斑がみられる
鏡　検……菌糸を認める

以上のことから，診断は
体部白癬

培養
■ 平板培養所見
（SDA, 25 ℃, 2 週間）

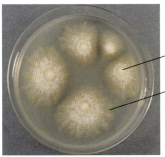

中央は白色粉末状
周囲は淡黄色絨毛状

表面は黄白色絨毛状集落を呈する

■ スライド培養 LPCB 染色所見
（SDA, 25 ℃, 2 週間, ×400）

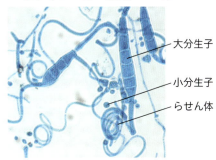

大分生子
小分生子
らせん体

感染源の検査
■ ネコのヘアブラシ培養所見
（マイコセル®, 25 ℃, 2 週間）

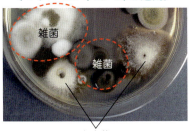

雑菌
雑菌
白癬菌

シャンプーブラシの歯跡に一致して様々な真菌の集落を認め，多数の雑菌の中に白癬菌の集落を認めた（9 匹中 2 匹から白癬菌を分離）

ここが POINT
　動物好性の *Trichophyton mentagrophytes* とヒト好性の *T. interdigitale* は近縁種で同じ形態なので遺伝子検査をしないと菌の区別ができません（文献）。
　患者とネコの分離菌の rDNA ITS 領域の遺伝子配列は同一で *T. mentagrophytes* の基準株（ATCC 18748）と 99 %（310/311bp）の相同性がありました。

— 以上のことから，原因菌は —
Trichophyton mentagrophytes

文献）加納塁：皮膚糸状菌の新分類について—国内における動物の皮膚糸状菌に関して—．獣医臨皮 24; 9–12, 2018

治療

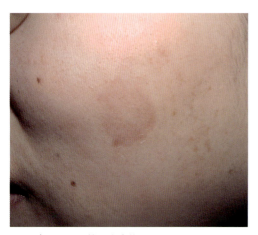

テルビナフィン外用治療後2週

■治療の考えかた
- 外用抗真菌薬による治療を行う。
- 感染動物は動物病院で治療が必要。
- 家族内感染にも注意する。

■本症例の治療経過
① テルビナフィンの外用治療
　6週で治癒した。
② 生活指導
　野良ネコは治療が困難なため家の中に入れないように指導した。

ここがPOINT

疑ってみよう
　若い女性の顔の白癬はネコからの *M.canis* 感染を疑います。
　中学・高校生の柔道家は *T. tonsurans* 感染を，高齢者は *T. rubrum* 感染で足爪白癬の合併を考えます。

著者からひとこと！
- 顔面の生毛部白癬を顔面白癬と称し，体部白癬と区別することもあります（文献）。
- 顔面白癬は，ステロイド外用による異型白癬や動物好性菌による白癬などがあり，非特異的な臨床像を呈することがあります。

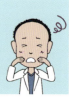

文献）Noguchi H, Jinnin M, Hiruma M, et al.: Clinical features of 80 cases of tinea faciei treated at a rural clinic in Japan. Drug Discov Ther 8; 245-248, 2014
（写真の一部は，野口博光, 榮 仁子, 服部真理子, ほか：分子生物学的に *Arthroderma vanbreuseghemii* と同定された顔面白癬の2例：日本における報告例の集計. 真菌誌 51; 193-198, 2010 より転載）

第2章　顔面・口唇

臨床でみる頻度 ★☆☆　　診断治療の難易度 ★★★

Case No.10　顔に赤い発疹ができた

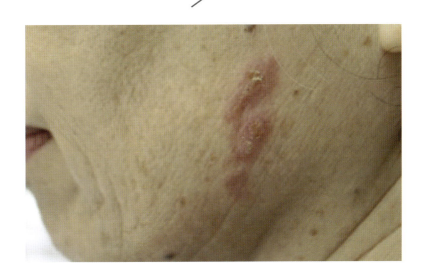

61 歳, 女性, 主婦　趣味は農作業

【現病歴】
　5 カ月前より左頬部に紅斑が出現し, 前医でステロイド外用治療をしたところ拡大した。

【初診時所見】
　左頬部に約 4×1.5 cm 大の浸潤性紅斑がみられ, 一部に痂皮の付着を認めた。

想定される疾患

- スポロトリコーシス　●慢性円板状エリテマトーデス(DLE)　●サルコイドーシス
- 皮膚結核　●非結核性抗酸菌症

やることは

- 土壌への接触の有無の問診　⇐　スポロトリコーシス(土壌真菌による感染症)を疑う
- 外傷歴の問診　⇐　スポロトリコーシスを疑う
- 皮膚生検　⇐　DLE, サルコイドーシスを否定する
- 培養検査　⇐　真菌培養でスポロトリコーシスを, 抗酸菌培養で皮膚結核, 非結核性抗酸菌症を疑う
- 血液検査　⇐　膠原病を否定する

No.10

診断

病理
■ PAS染色所見（×400）

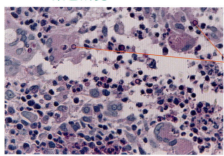

酵母形の真菌要素

巨細胞内に，赤紫色に染色された酵母形の真菌要素が散見される

検体：紅斑部の皮膚

培養
■ 平板培養所見
（SDA, 25℃, 4週間）

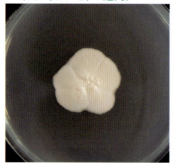

表面は灰白色で中央に皺状を呈する湿性の集落を認める

■ スライド培養 LPCB 染色所見
（×400）

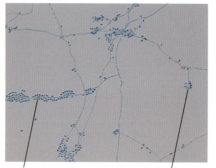

菌糸側壁に直生する分生子（直接生着）

分生子柄先端に着生する花弁状分生子

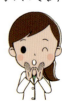

スポロトリコーシスは，継代培養すると色がなくなっていきます

感染源
趣味は農作業で，土を触っている。
外傷歴は不明であるが，農作業中の感染を考える。

Answer
臨床症状…浸潤性紅斑・結節がみられる
病理……酵母形の真菌要素を認める

以上のことから，診断は
固定型スポロトリコーシス ♪

— 以上のことから，原因菌は —

Sporothrix schenckii complex

治療

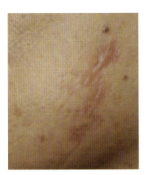

局所温熱療法後 3 カ月

- ヨウ化カリウム内服，抗真菌薬内服，またはカイロを当て病巣を 39 〜 42 ℃程度に保つ局所温熱療法も行われている．
- 本症例は，カイロの 1 日 2 時間の圧抵により，3 カ月で軽度瘢痕を残して治癒した．

著者からひとこと！

- 本症例では見つけられませんでしたが，H&E 染色で星芒体（asteroid body）を認めるのが特徴です．
- 小児と中年以降に好発し，好発部位は小児では顔，成人では顔や上肢となっています．

（写真は，今 泰子，木村有太子，竹内かおり，ほか：局所温熱療法で治療した左頬部に生じたスポロトリコーシス（固定型）の 1 例．西日皮膚 75; 432–437, 2013 より転載）

Break Time ①

本の意外な使われかた

木村有太子

　先日，顕微鏡セミナーの講師をしている時に受講の先生から「昨日の医療系 TV ドラマ番組 "まどか 26 歳，研修医やってます！" で主人公が勉強していたピンクの教科書，先生が書かれた本じゃないですか？」と言われました．えっ，と慌てて TVer で観てみたら，やはり『皮膚真菌症マニュアル』でした（しかも開いているページは体部白癬！）．遠くから映ってもピンクの背表紙は目立ちますね．なんだか嬉しくなっちゃいました．数ある教科書の中からこの本を選んでくださった番組関係者の方に感謝しています．

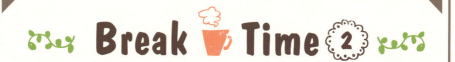

真菌培養のすすめ

野口博光

　足の皮や爪，生検した組織などのサンプルを細かく刻み，サブロー培地に接種します。約2週間培養し，珍しい菌が分離された場合は，平板培地に継代して集落の写真を撮影し，スライド培養を行って顕微鏡写真を記録します。

　日本医真菌学会のホームページでは，比留間先生による「外来診療における皮膚糸状菌の検査・同定法 ―培養・分離同定編―」の教育用動画を閲覧できます。私にとっては懐かしい防衛医大の実験室です。かつては斜面培地に使用した試験管を洗浄して再利用し，培地の調整も大きな鍋で行っていました。サブロー培地は甘露飴のような甘い香りがしますが，マラセチアのDIXON培地は胆汁を含むため独特の臭いがあり，閉口しました。

　のぐち皮ふ科では，初代培養から使い捨てのシャーレを用い，培地も電子レンジで手軽に温めています。遺伝子解析はBEXやカホテクノなどの実験会社に依頼することも可能です。

　分離培地のマイコセル®は100g約4,700円で，300プレートほど作製できます。比較的低コストで運用できるため，実験を継続することができました。皮膚真菌症マニュアルを開いて，ぜひカビの世界をのぞいてみませんか？

第 2 章　顔面・口唇

臨床でみる頻度 ★★☆　　診断治療の難易度 ★☆☆

Case No.11　顔と首のかゆみのある赤い発疹が広がってきた

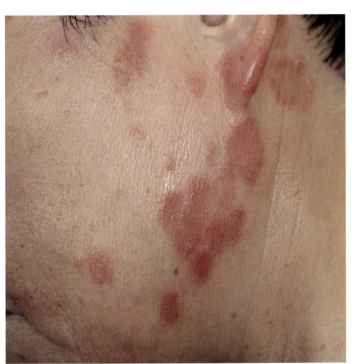

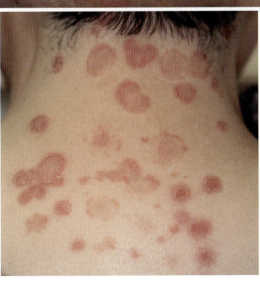

74歳, 女性, 農業　ペットは飼育していないが, 仕事場の納屋の2階にネコが棲みついている

【現病歴】
　2年前より顔, 後頸部, 頭部にかゆみを伴う発疹があった。当院で処方したステロイド外用剤を2週塗布し, 皮疹が悪化した。

【初診時所見】
　顔と頸部に多発性の小紅斑を認め, 強いかゆみがある。

No.11

想定される疾患

●接触皮膚炎　●体部白癬　●頭部白癬

やることは

●直接鏡検　←　接触皮膚炎を除外し，体部白癬を疑う
●ヘアブラシ培養　←　頭部白癬を疑う

診断のヒント　臨床ではココを診る

■ 多発性小紅斑

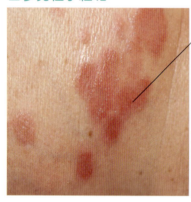

炎症が強い境界明瞭な紅斑

紅斑は中心治癒傾向に乏しく，環状を呈していない。強いかゆみを伴っている

■ 頭部の脱毛斑を合併

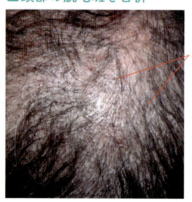
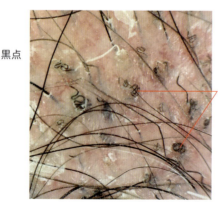

黒点

corkscrew hair

脱毛斑に黒点（black dot）を認める（左）黒点状白癬で，ダーモスコピー（右）でcorkscrew hair を呈した

顔面白癬はしばしば頭部白癬を合併するので注意して観察しましょう

第 2 章　顔面・口唇

診断

鏡検

■パーカーインク KOH 検査所見
（×400）

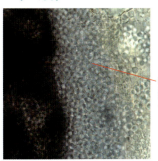

石垣状に毛髪を取り巻く小胞子

検体：毛髪（黒点）

> **Answer**
> 臨床症状…鱗屑に乏しい浸潤紅斑，頭部の脱毛斑がみられる
> 鏡　検……紅斑の鱗屑に菌糸，毛髪は毛外性小胞子菌型寄生を認める
>
> 以上のことから，診断は
> ## 体部白癬＋頭部白癬

培養

■顔の皮疹の平板培養所見
（マイコセル®, 25℃, 2週間）

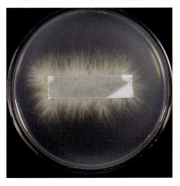

セロファンテープを用いて検体を採取した。淡黄色から白色の長絨毛状の集落を呈した

■頭部ヘアブラシ培養所見
（マイコセル®, 25℃, 2週間）

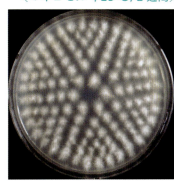

シャンプーブラシを用いて検体を採取した。ブラシの歯跡に一致する集落を認めた

培養

■スライド培養 LPCB 染色所見
（SDA, 25℃, 2週間, ×400）

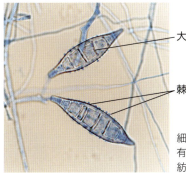

大分生子

棘状の突起

細胞壁が厚く，棘状の突起を有し，5〜6 個の房室がある紡錘形の大分生子を認めた

――以上のことから，原因菌は――

Microsporum canis

おさらい　皮膚真菌症マニュアル P.68

治療

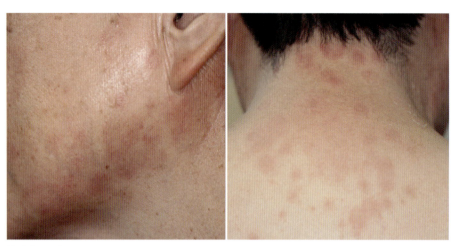

治療後2週
テルビナフィン内服とルリコナゾール外用を行った

■治療の考えかた
- テルビナフィンまたはイトラコナゾールを1カ月内服し，外用抗真菌薬を併用する。
- 頭部白癬の合併，家族内感染，ペットからの感染に注意する。

■本症例の治療経過
① 体部白癬はルリコナゾールクリーム外用とテルビナフィン125 mg/日を1カ月内服で治癒した。
② 頭部白癬はテルビナフィンの3カ月内服によりヘアブラシ培養が陰性になり治癒した。
③ 生活指導
　作業着の洗濯と納屋の掃除を行うよう指導する。

ここがPOINT

異型白癬とは
　白癬に誤ってステロイドを外用して非特異的な臨床像を呈したものを異型白癬と称します。特に顔面に多くみられます。

著者からひとこと！
- 2週のステロイド外用で皮疹が悪化し白癬を疑って診断に至りました。患者に自覚症状はありませんでしたが，診察で頭部白癬が判明しました。
- 田舎では拾いネコの飼育，野良ネコの餌やりなど，不適切な飼育によって感染する人が多くみられます。
- この患者がネコが嫌いでした。猫カビが原因だと説明すると，患者は「そう言えば，納屋に置いていた作業帽に野良ネコが座っていた」と話していました。

第 2 章　顔面・口唇

臨床でみる頻度 ★☆☆　　診断治療の難易度 ★★☆

Case No.12 子どもの顔にカサカサする赤い発疹ができた

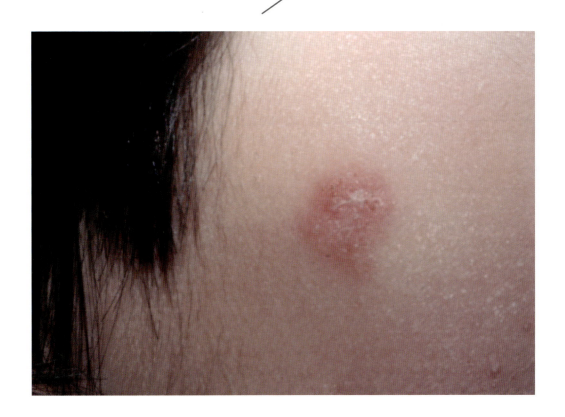

1 歳 9 ヵ月, 男児, 11.3 kg

【現病歴】
　生後 1 年の時, 他院で頭部白癬と診断され, 外用抗真菌薬で治療した。7 日前に右頬部の皮疹に気づき受診した。

【初診時所見】
　右頬部に径 10 mm の鱗屑を伴う紅斑を認め, 軽いかゆみがある。

No.12

想定される疾患

● 接触皮膚炎　● 体部白癬　● 頭部白癬

やることは

● 直接鏡検　　　　　　← 接触皮膚炎を否定し，体部白癬を疑う
● ヘアブラシ培養　　　← 頭部白癬を疑う
● 家族のヘアブラシ培養 ← 家族内感染を疑う

診断のヒント　臨床ではココを診る

■ 頭部の診察で皮疹はなかった
　無症状であるが健康保菌者の可能性がある。

■ 患児と祖母のヘアブラシ培養が陽性であった
　自宅にシャンプーブラシを郵送し，家族全員のヘアブラシ培養を行った。

ヘアブラシ培養おさらい ▶ 皮膚真菌症マニュアル P.48

■ ヘアブラシ培養陽性の祖母の診察

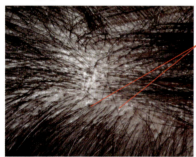

頭頂部の不完全脱毛斑を認めた

■ 患児（左）と祖母（右）のヘアブラシ培養所見
（マイコセル®, 25℃, 2週間）

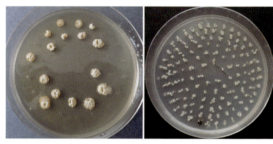

ヘアブラシ培養の結果，祖母はすべてのブラシの歯に集落を認めた（96集落/96スパイク）。患児は16集落のみだったので，祖母から患児への家族内感染が疑われる

黒点
(black dot)

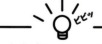

祖母の頭部白癬が同居の患児に感染し，頭部白癬・体部白癬を生じたことが判明した。

第2章　顔面・口唇

診断

鏡検
■ KOH 検査所見
（×100）
　隔壁のある菌糸を認めた。

> **Answer**
> 臨床症状………顔に鱗屑を伴う紅斑がみられる
> 鏡　検 ………菌糸がみられる
> ヘアブラシ培養…陽性を呈する
>
> 以上のことから，診断は
> # 体部白癬＋頭部白癬

培養
■ 平板培養所見
（SDA, 25℃, 20週間）

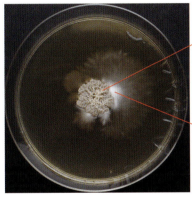

- 中央は淡褐色脳回転状の皺襞
- 周囲は白色絨毛状

■ スライド培養 LPCB 染色所見
（BHI, 25℃, 3週間, ×400）

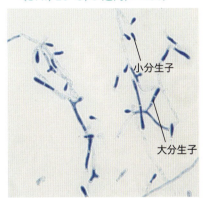

- 小分生子
- 大分生子

―― 以上のことから，原因菌は ――
Trichophyton violaceum

おさらい ▶ 皮膚真菌症マニュアル P.66

ここがPOINT
ヒト好性菌 *T. violaceum*
頭部白癬の不顕性感染により家族や施設で集団発生を生じます。健康保菌者の調査にはヘアブラシ培養が有用です。

治療

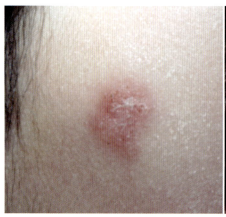
治療開始前

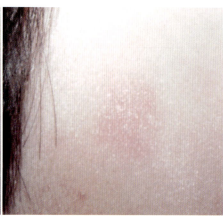
イトラコナゾール内服後 4 週

■治療の考えかた
- 頭部白癬の合併例ではイトラコナゾールまたはテルビナフィンの内服を行う。
- 小児の適応は未承認であるが，以下の用量が推奨される(文献)。
  イトラコナゾール 3〜5 mg/kg/日
  テルビナフィン 3〜5 mg/kg/日
  ホスラブコナゾール 2〜4 mg/kg/日
- 症状やヘアブラシ培養の結果を確認しながら，8〜12 週程度投与が必要である。

■本症例の治療経過
①イトラコナゾール 50 mg/日の 4 週内服とブテナフィンの 8 週外用で症状が改善し，ヘアブラシ培養も陰性化した。
②祖母は，イトラコナゾール 100 mg/日内服後 6 週で治癒した。
③生活指導
　家族内感染なので家族全員の治療が必要であることを説明した。

> **著者からひとこと！**
> - *T. violaceum* の集落は紫色を呈しますが，本症例のように色素産生能を失って白い集落になることがあり，以前は *T. glabrum* と命名して区別していました。
> - *T. glabrum* はのちに *T. violaceum* と分子生物学的に同一菌種であることが判明し，この菌名は廃止されました。

(写真は, Sakae H, Noguchi H, Hattori M, et al.: Observation of micro- and macroconidia in *Trichophyton violaceum* from a case of tinea faciei. Mycoses 54; e656–e658, 2011 より転載)

文献) 木村有太子, 比留間政太郎, 須賀 康：小児での経口抗真菌薬の使い時と用量はどう考える？　薬局 71; 2537–2543, 2020

第 2 章　顔面・口唇

臨床でみる頻度 ★★★　　診断治療の難易度 ★☆☆

Case No.13　顔に白い斑点ができた

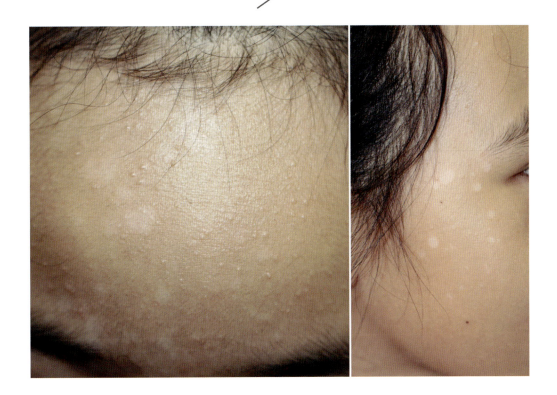

10 歳代, 女性, 学生

【現病歴】
　今年夏頃, 顔の白斑に気づいた。最近数が増えた。

【初診時所見】
　顔面に境界明瞭な小豆大の白斑が散在している。

No.13

想定される疾患

●癜風 ●顔面単純性粃糠疹 ●尋常性白斑

やることは

● KOH 直接鏡検 ← 尋常性白斑や顔面単純性粃糠疹を否定し，癜風を疑う
● 白斑の境界部分の確認 ← 顔面単純性粃糠疹は境界不明瞭な不完全脱色素斑を呈し，尋常性白斑は辺縁の色素増強がみられる

診断のヒント 臨床ではココを診る

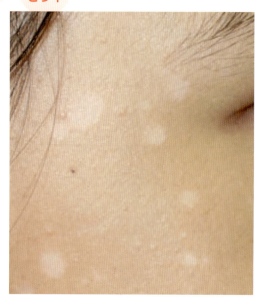

白斑辺縁に色素増強はみられない

ここがPOINT

検体採取法を工夫する

メスで擦過することにより鱗屑を採取できますが，小児の場合は怖がって動いてしまうことも多いため，両面テープやスコッチテープを用いた検体採取が確実で安全です。

第 2 章　顔面・口唇

診断

■ 直接鏡検所見
（酸性メチレンブルー染色，×400）

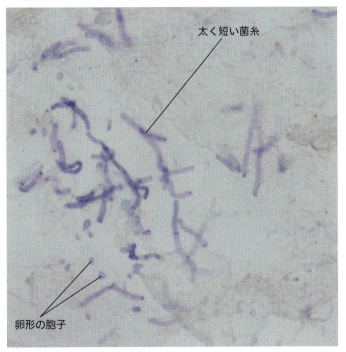

太く短い菌糸

卵形の胞子

検体：鱗屑

Answer

臨床症状…細かい鱗屑を伴う白斑がみられる
鏡　検 ……太く短い菌糸と卵形の胞子を認める

以上のことから，診断は
癜風

治療

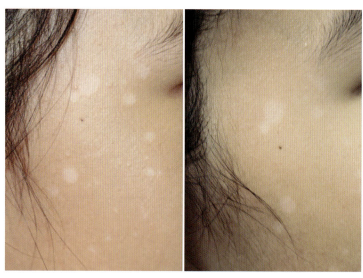

治療開始時　　　　　　治療後4週

■**治療の考えかた**
・抗真菌薬による外用療法を行う。
・約2〜4週で治療効果を確認する。
・鱗屑消失と鏡検陰性をもって治癒とする。色素脱失の消失までは数カ月を要す。

■**本症例の治療経過**
①ケトコナゾールを4週外用
・1日1回入浴後に顔面の白斑とその周囲に外用させた。
・治療後4週,臨床症状改善傾向,菌の陰性化を確認し治療終了とした。
②生活指導
・発汗後のシャワー浴と日焼け止めクリームの使用を指導した。

■**治療経過,治療方針の変更**
⇒**2〜4週の時点で,すんなり良くなった時**
　KOH検査で陰性を確認し,再発がないかしばらく経過観察する。
⇒**副作用が起きた時**（外用抗真菌薬による接触皮膚炎の場合）
　使用中の抗真菌薬を中止し,2週程度ステロイド軟膏を外用する。改善後,別の外用抗真菌薬を使用する。
⇒**3〜4カ月の時点で,良くなっていなかった時**
　直接鏡検で菌の陰性化を確認できていれば,遮光など生活指導を行い経過観察する。

> **著者からひとこと!**
> ● 白色癜風は菌の陰性化後も脱色素斑が長期にわたり残ることが多いため,治療開始時に患者さんに伝えるようにしましょう。

第 2 章　顔面・口唇

臨床でみる頻度 ★☆☆　　診断治療の難易度 ★★☆

Case No.14　鼻に赤い発疹とかさぶたができた

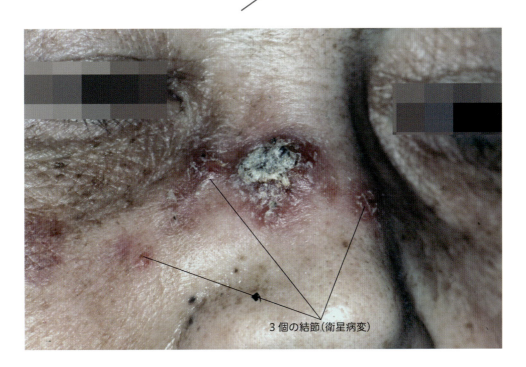

3 個の結節（衛星病変）

65 歳, 女性, 調理師　埼玉県在住

【現病歴】
　3 カ月前に鼻背の皮疹に気づいた。外傷歴はなかった。

【初診時所見】
　鼻背部に鱗屑・痂皮を伴う肉芽腫様腫瘤と，周囲に 3 個の結節を認める。

No.14

想定される疾患

- 黒色分芽菌症, スポロトリコーシスなど深在性真菌症
- 皮膚結核, 非結核性抗酸菌症など感染性肉芽腫
- サルコイドーシス, 異物肉芽腫など非感染性肉芽腫
- 日光角化症, ボーエン病など上皮性腫瘍

やることは

- 痂皮の直接鏡検 ← 黒色分芽菌症を否定する
- 皮内検査 ← スポロトリコーシス・抗酸菌感染症を疑う
- 皮膚生検 ← 肉芽腫様疾患, 上皮性腫瘍を疑う
- 組織培養 ← 感染性肉芽腫, 深在性真菌症を疑う

診断のヒント 臨床ではココを診る

■鱗屑・痂皮を有する肉芽腫様結節

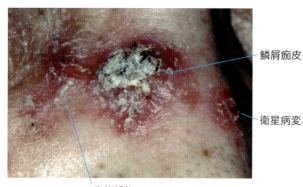

鱗屑痂皮
衛星病変
生体部位

■スポロトリキン反応陽性・ツベルクリン反応陰性

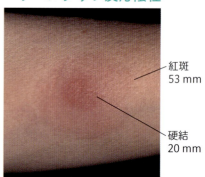

紅斑 53 mm
硬結 20 mm

臨床像からスポロトリコーシスを疑い, スポロトリキン反応で迅速診断ができた（スポロトリキン液 0.1 mL を皮内注射し 48 時間後 10 mm 以上の硬結をつくれば陽性）

スポロトリキン反応は迅速診断に有用ですが, 現在入手困難です。組織や分離菌からの DNA 検査に移行しつつあります

第 2 章　顔面・口唇

診断

病理
■ PAS 染色所見（×400）

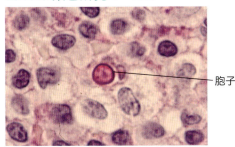
—— 胞子

検体：病変部の組織標本
少ない胞子を見つけるためスライド標本は 10 枚ほど作成する

Answer
臨床症状…痂皮を伴う肉芽腫様紅斑がみられる
皮内反応…スポロトリキン反応陽性となった
病　理……PAS 陽性胞子を認める

以上のことから，診断は
スポロトリコーシス（固定型）

おさらい ▶ 皮膚真菌症マニュアル P.208

培養
■ 平板培養所見
　（SDA, 25 ℃, 2 週間）

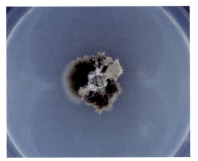

表面は黒色ビロード状湿性の集落を呈した

■ スライド培養 LPCB 染色所見
　（PDA, 25 ℃, 2 週間, ×400）

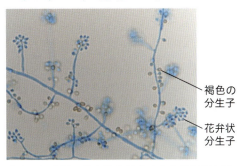
—— 褐色の分生子
—— 花弁状分生子

分生子柄先端に花弁状を呈する分生子と菌糸側壁に直生する褐色厚壁球形の分生子を認める

── 以上のことから，原因菌は ──
***Sporothrix schenckii* complex**

　2016 年に矢口貴志（千葉大）らが分子生物学的に再同定し，日本の主要な原因菌は *S. globosa* であると証明しました（文献）。

文献）Suzuki R, Yikelamu A, Yaguchi T, et al.: Studies in phylogeny, development of rapid identification methods, antifungal susceptibility, and growth rates of clinical strains of *Sporothrix schenckii* complex in Japan. Med Mycol J 57; E47–57, 2016

治療

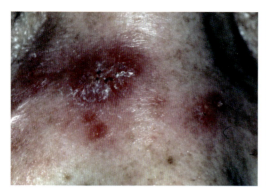
イトラコナゾール内服後 4 週

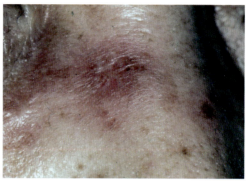
イトラコナゾール内服後 6 週

■治療の考えかた
- 第 1 選択はヨウ化カリウムであるが、イトラコナゾールやテルビナフィンの内服も有効である。いずれの薬剤も経過観察をしながら 6 ～ 8 週以上の治療が必要である。
- *S. schenckii* と異なり、*S. globosa* は 37 ℃で発育が抑制されるので、温熱療法も有効である。

■本症例の治療経過
① イトラコナゾール 100 mg/日の投与 2 カ月で治癒し、その後、再発はなかった。

■治療の選択肢
⇒小児の場合
　ヨウ化カリウムは丸薬で苦いので、イトラコナゾールを脱カプセルしてアイスクリームにかけて投与する。
⇒甲状腺機能亢進症患者の場合
　ヨウ化カリウムは禁忌なので、イトラコナゾールまたはテルビナフィンを用いる。
⇒治癒が遷延する場合
　投与量を増量する。

> 著者から
> ひとこと！

- 英語圏ではバラのトゲが刺さって発症するので rose gardener's disease といいます。
- 土壌真菌なので小児や農業従事者に多く発症します。本症例を経験した 90 年代には埼玉県にも畑がたくさんありました。

(写真は、Noguchi H, Hiruma M, Kawada A: Case report. Sporotrichosis successfully treated with itraconazole in Japan. Mycoses 42; 571-576, 1999 より転載)

第 2 章　顔面・口唇

臨床でみる頻度 ★☆☆　　診断治療の難易度 ★☆☆

Case No.15　鼻と鼻の下にかゆみのある赤い発疹ができた

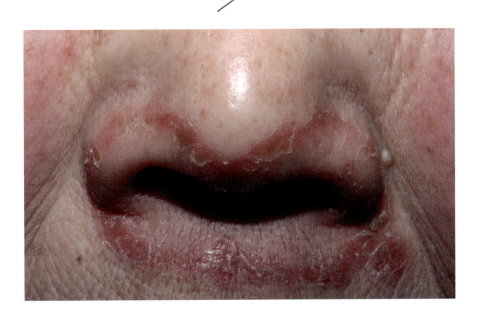

73 歳，女性，農業　基礎疾患なし

【現病歴】
　1 カ月前に皮疹に気づき市販のステロイド外用剤を使用したところ，皮疹が遠心状に拡大したという。

【初診時所見】
　鼻孔周囲に堤防状に隆起する鱗屑を伴う環状紅斑を認め，強いかゆみがある。

想定される疾患

- 接触皮膚炎
- 体部白癬

やることは

- 直接鏡検　　　　　　　　← 接触皮膚炎を否定し，体部白癬を疑う
- 動物飼育や職業の問診　　← 動物好性菌による白癬を否定する

No.15

診断

鏡検
■ KOH 検査所見（×100）
隔壁のある菌糸がみられた。

Answer
臨床症状…鱗屑を伴う紅斑が
　　　　　みられる
鏡　検……菌糸を認める

以上のことから、診断は
体部白癬

培養
■ 平板培養所見
　（SDA, 25 ℃, 2 週間）

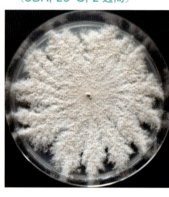

表面は白色粉末状かつ石膏状の集落を呈した

■ スライド培養 LPCB 染色所見
　（PDA, 25 ℃, 1 週間, ×400）

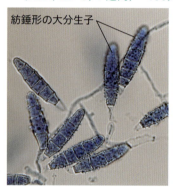

紡錘形の大分生子

大分生子の先端は鈍で、5〜6個の房室がある。細胞壁は *M. canis* の大分生子に比べて薄い

―― 以上のことから、原因菌は ――
Nannizzia gypsea　　おさらい ▶ 皮膚真菌症マニュアル P.70

治療

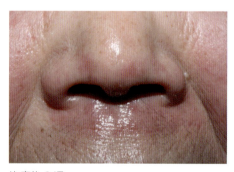

治療後2週

・外用抗真菌薬単独投与でも効果があるが、治療後に炎症が強くなることがあるため、内服抗真菌薬や抗アレルギー薬の併用が望ましい。
・本症例は、テルビナフィン 125 mg/日 1カ月の内服とリラナフタート 1カ月の外用で治癒した。

著者からひとこと！

● *N. gypsea* の名前は、集落が外観が石膏 *gypsum*（ギプス包帯のギプス）に似ていることに由来します。
● *N. gypsea* の感染は土遊びをする子どもや農業従事者に多くみられます。

第 2 章　顔面・口唇

臨床でみる頻度 ★☆☆　　診断治療の難易度 ★★☆

No.16 鼻の下がジクジクする

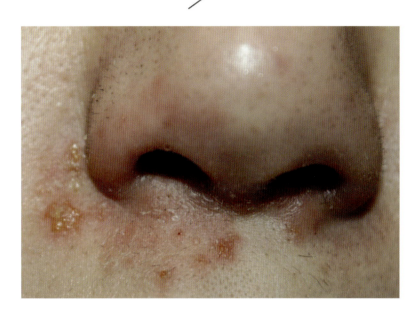

36 歳, 女性, 学童教諭　ウサギやモルモットと触れあう機会が多い

【現病歴】
　1 カ月前より鼻周囲に皮疹が出現した。前医で膿痂疹と診断され, ゲンタマイシン軟膏を外用したが改善しなかった。

【初診時所見】
　両鼻孔周囲に漿液性丘疹が多発し, 鱗屑, 痂皮, 紅斑を伴っていたが, かゆみなどの自覚症状は訴えていなかった。

想定される疾患

- 膿痂疹　●接触皮膚炎　●カンジダ症・白癬などの表在性真菌症

やることは

- 治療歴の問診　⇐　使用していた外用剤の接触皮膚炎を否定する
- 一般細菌培養　⇐　膿痂疹を否定する
- KOH 直接鏡検　⇐　カンジダ症や白癬を疑う

No.16

診断

鏡検
■ KOH 検査所見（×100）
菌糸を認めた。

培養
■ 平板培養所見
（SDA, 25 ℃, 4 週間）

■ スライド培養 LPCB 染色所見（SDA, 25 ℃, 4 週間, ×400）

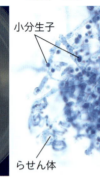

中央はビロード状，辺縁は粉末状の白色の集落が形成された

ブドウ房状に配列する小分生子とらせん体がみられた

― 以上のことから，原因菌は ―

Trichophyton benhamiae

Answer
臨床症状…鱗屑・紅斑・漿液性丘疹・痂皮がみられる
鏡　検 ……菌糸形の真菌要素を認める

以上のことから，診断は
顔面白癬

患者自身はペットを飼育していなかったが，学童の教諭であり，児童を連れて近くの動物園に行くことが多い。そこでは自由にウサギやモルモットと触れあうことができるとのことであった。ここからの感染経路を疑った。

ここが POINT
形態学的所見だけでは同定できない
培養形態は T. interdigitale に類似していますが，分離菌の rDNA ITS 領域の遺伝子配列は，T. benhamiae の基準株と 100% の相同性がありました。

治療

・露出部位に来たした炎症の強い動物好性菌による体部白癬に対する治療では，多くの場合，内服抗真菌薬を用いる。
・動物好性菌による例は治療後に炎症が強まることがあることを，あらかじめ患者に説明しておくようにする。
・本症例はテルビナフィン 125 mg/日を 4 週内服したところ，皮疹は治癒した。

著者からひとこと！
● T. benhamiae は動物好性白癬菌で，ウサギやモルモットなどのげっ歯類から分離されます。本邦では 2000 年にウサギから感染した本菌による体部白癬の報告があり，それ以降報告が相次いでいます。
● 日常診療において，ペットについての問診と皮疹部の鏡検は欠かさず行いましょう！

（写真は，Kimura U, Yokoyama K, Hiruma M, et al.: Tinea faciei caused by *Trichophyton mentagrophytes* (molecular type *Arthroderma benhamiae*) mimics impetigo: a case report and literature review of cases in Japan. Med Mycol J 56; E1-E5, 2015 より転載）

第 2 章　顔面・口唇

臨床でみる頻度 ★★☆　　診断治療の難易度 ★★☆

Case No.17　唇の腫れ, 顔の赤い発疹

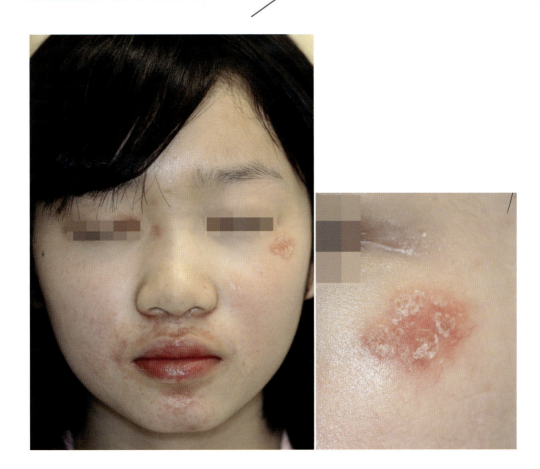

12歳, 女児, 45 kg

【現病歴】
　ざ瘡やマスク皮膚炎として抗菌薬やステロイド外用により治療されたが, 口唇の腫脹, 口囲丘疹, 左頬部の紅斑が出現したため受診した。

【初診時所見】
　左頬部に鱗屑を伴う母指頭大の境界明瞭な紅斑を認めた。
　口囲に紅斑と紅色丘疹が多発し, 一部には小膿疱も認めた。
　口腔内や舌, 口角に皮疹は認めなかった。

No.17

> 想定される疾患

●皮膚カンジダ症, カンジダ性口唇炎　●膿痂疹　●マスク皮膚炎

> やることは

●ステロイド外用歴の問診　←　湿疹・皮膚炎はステロイドで改善することが多いが, 膿痂疹や皮膚真菌症は悪化する

●ダーモスコピー検査　←　痂皮や膿疱の有無をみる
●マスクによる悪化についての問診　←　マスク着用に伴う皮膚障害を考える
●KOH直接鏡検　←　これで皮膚真菌症かどうか診断はできる

診断のヒント　臨床ではココを診る

■ダーモスコピー検査所見

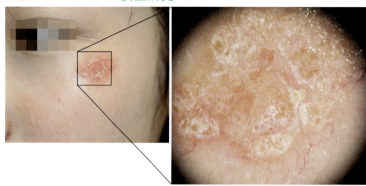

頬部では痂皮と思われる黄白色小円形領域を囲むように大小の鱗屑がみられ, 下方には毛細血管拡張を認めた

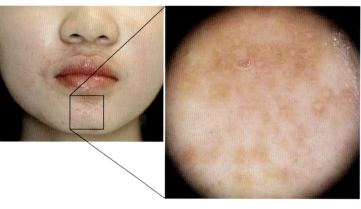

鱗屑の少ない顎部では, 小膿疱や痂皮と思われる黄白色小円形領域が混在し, これらを囲むように淡紅色〜淡橙色のhaloを認めた

第 2 章　顔面・口唇

診断

鏡検
■ KOH 検査所見（×100）

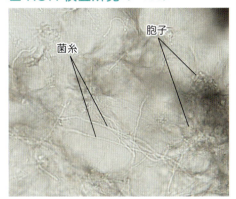

検体：鱗屑

Answer
臨床症状…口囲丘疹・膿疱，左頬部の紅斑鱗屑・鱗屑がみられる
鏡　検 ……いずれにも多量の菌糸と胞子を認める

以上のことから，診断は
皮膚カンジダ症

おさらい ▶ 皮膚真菌症マニュアル P.78

培養
■ 斜面培養所見
（SDA，25℃，2 週間）

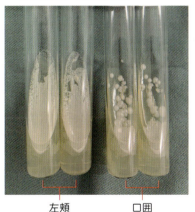

発育の早い白色酵母様の集落を呈した

左頬　　口囲

■ 平面培養所見
CHROMagar™Candida（25℃，2 週間）

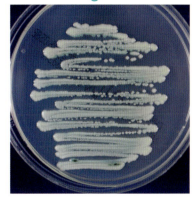

緑色の集落を呈した

── 以上のことから，原因菌は ──

Candida albicans

PAS 染色
おさらい ▶ 皮膚真菌症マニュアル P.89

病理
■ PAS 染色所見（×400）

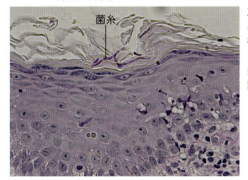

左頬の皮疹は非特異的なため皮膚生検も施行したところ，角質層に PAS 染色陽性の菌糸を認めた

検体：左頬の皮疹

マスク着用により湿潤環境となったため，*Candida albicans* の増殖が起こって非典型的である顔面での発症に至り，ステロイド外用剤で増悪したのだろう…と考えた。

No.17

治療

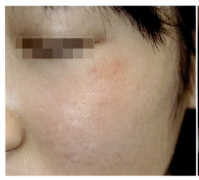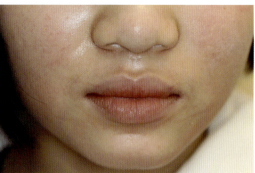

治療後 4 週

■治療の考えかた
- 湿潤環境を避ける。
- 口唇の腫脹が強く食事摂取も辛い場合は, 外用抗真菌薬の使用に加え, 短期の内服抗真菌薬の併用を考える。
- 約 2 週ごとに定期通院する。

■本症例の治療経過
① ケトコナゾール外用とホスラブコナゾール 100 mg/日の内服（ホスラブコナゾールは保険適用外）
- 内服開始後 4 週の時点で皮疹は色素沈着化し, KOH 検査も陰性化したため治癒とした。

② 生活指導
- マスクが外せる時にはできるだけ外してもらう。

■治療経過, 治療方針の変更
⇒ すんなり良くなった時
　再発がないかしばらく経過観察する。
⇒ 副作用が起きた時
　外用薬による接触皮膚炎が生じた場合, 内服抗真菌薬のみでの治療, または他剤外用抗真菌薬への変更を検討する。
⇒ 4 週の時点で良くなっていなかった時
　細菌との混合感染なども考え, 一般細菌培養も施行する。

著者から ひとこと!

- マスク着用部の皮疹には安易にステロイド外用剤を処方しないようにしましょう。顔面の皮疹であっても常に真菌症の可能性を考えて, 鏡検することが大切です！

（写真は, Miyata A, Kimura U, Hiruma M, et al.: An atypical case of cutaneous candidiasis caused by a face mask: With useful dermoscopic findings. J Dermatol 50; e24–e25, 2023 より転載）

第 2 章　顔面・口唇

臨床でみる頻度 ★★☆　　診断治療の難易度 ★☆☆

Case No.18　口囲が腫れてかゆい

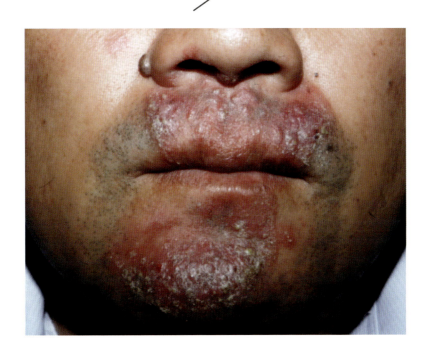

43 歳, 男性, 畜産業　基礎疾患なし

【現病歴】
　1 カ月前に皮疹に気づき市販のステロイド外用剤を使用していた。他院でミノマイシンの内服を処方されたが, 症状は悪化したという。

【初診時所見】
　口囲に膿疱・痂皮を伴う肉芽腫様腫瘤を認め, 抜毛が容易である。強いかゆみを伴う。

想定される疾患

- 尋常性毛瘡　●白癬菌性毛瘡

やることは

- 直接鏡検　　　　　　　　　　← 接触皮膚炎を否定し, 異型白癬を考える
- 動物の飼育について問診　　　← 動物好性菌による白癬を疑う

No.18

診断

鏡検

■ パーカーインク KOH 検査所見
（×400）

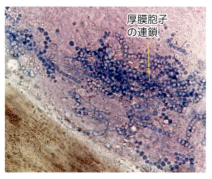

厚膜胞子の連鎖

検体：腫瘤部の毛

> **Answer**
> 臨床症状…膿疱, 痂皮を伴う肉芽腫様腫瘤がみられる
> 鏡　検……毛外性大胞子菌性の寄生形態を認める
>
> 以上のことから, 診断は
> **白癬性毛瘡**
>
> おさらい ▶ 皮膚真菌症マニュアル P.163

培養

■ 平板培養所見
（BHI, 32℃, 2 週間）

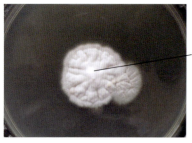

結節状に隆起

表面は白色短絨毛状の集落を呈する

■ スライド培養 LPCB 染色所見
（BHI, 37℃, 7 日間, ×400）

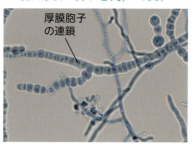

厚膜胞子の連鎖

―― 以上のことから, 原因菌は ――

Trichophyton verrucosum

治療

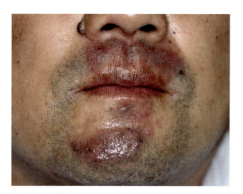

治療後 2 週

- テルビナフィンまたはイトラコナゾールを 2～3 カ月内服する。
- かゆみには抗アレルギー薬の内服を併用する。
- 本症例は, テルビナフィン 125 mg/日の内服とラノコナゾールの外用 10 週で治癒した。

第 2 章　顔面・口唇

臨床でみる頻度 ★★★　　診断治療の難易度 ★☆☆

Case No.19　口角がさけて痛い

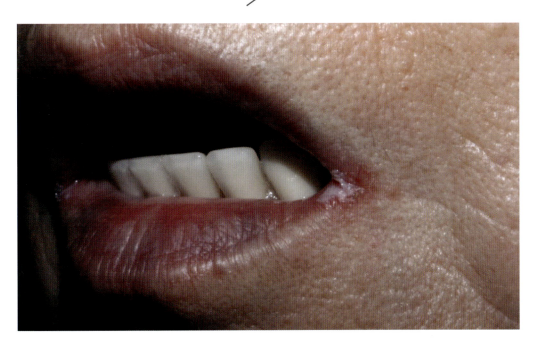

75 歳, 女性, 主婦　基礎疾患なし

【現病歴】
　1 カ月前に両口角のびらんが出現し, 当院を受診し口角炎を疑い, ステロイドを外用して症状は一時改善したが, 1 週間前に再燃した。

【初診時所見】
　口角に白苔を付着するびらんを認め, 痛みを伴う。

想定される疾患

●接触皮膚炎　●口角炎　●カンジダ性口角炎

やることは

●直接鏡検　⬅　接触皮膚炎を否定し, カンジダ症を疑う
●細菌培養　⬅　細菌感染の合併を疑う

診 断

鏡検
■パーカーインク KOH 検査所見
（×400）

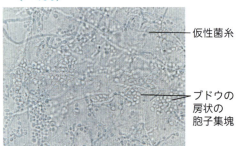

- 仮性菌糸
- ブドウの房状の胞子集塊

検体：口角の白苔

Answer
臨床症状…白苔を伴うびらんがみられる
鏡　検……胞子と仮性菌糸を認める

以上のことから，診断は
カンジダ性口角びらん

培養
■平板培養所見（CHROMagar™ Candida Plus, 25 ℃, 5 日間）

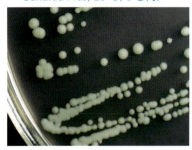

C.albicans は緑色の集落を呈する

——以上のことから，原因菌は——

Candida albicans

おさらい ▶皮膚真菌症マニュアル P.164

治療

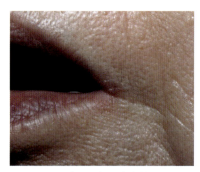

イトラコナゾール内服治療後 2 週

- 外用抗真菌薬を単独，またはイトラコナゾールを 1 カ月併用する。
- 外用抗真菌薬による接触皮膚炎の既往があれば，イトラコナゾールの内服が良い。
- 本症例は，イトラコナゾール 100 mg/日の内服 1 カ月後に治癒した。

著者からひとこと！

● 本症例に基礎疾患はありませんでしたが，ステロイド全身投与，膠原病，糖尿病などは皮膚粘膜のカンジダ症の危険因子になることを覚えておきましょう（文献）。

文献）二宮淳也，井出真弓，伊藤弥生，ほか：昭和大学藤が丘病院皮膚科における 5 年間の皮膚粘膜のカンジダ症に関する統計学的検討．真菌誌 41; 27-32, 2000

chapter 3

第3章

体 幹

第 3 章　体幹

臨床でみる頻度 ★★☆　　診断治療の難易度 ★★☆

Case No.20　全身の赤い発疹と股の皮剥け

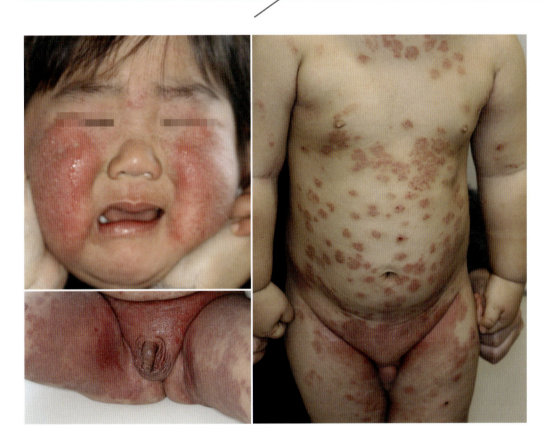

5歳, 男児, 18 kg　ペットは飼育していないが, ペット(イヌ, ネコ)を飼育する友達の家に遊びに行くことがある

【現病歴】
　アトピー性皮膚炎にて近医皮膚科で保湿剤とステロイド外用剤で治療されていた。2カ月前より痂皮, 浸出液を伴う紅斑が出現し, アトピー性皮膚炎の悪化を疑われステロイド外用剤のランクアップをされたが, 症状が悪化した。次に, 膿痂疹の診断にて抗菌薬の内服・外用による治療を受けたが, 皮疹が悪化したため当院を受診した。

【初診時所見】
　顔に鱗屑を伴う紅斑, 体幹に多発性の小紅斑を認め, 強いかゆみがある。外陰部から大腿にびらんと浸出液を伴う紅斑が広がり, 痛みを伴っている。

No.20

想定される疾患

●接触皮膚炎 ●膿痂疹 ●体部白癬

やることは

- KOH 直接鏡検 ← 接触皮膚炎,膿痂疹を除外し,体部白癬を疑う
- 一般細菌培養 ← 膿痂疹を否定する

診断のヒント　臨床ではココを診る

■多発性の小紅斑

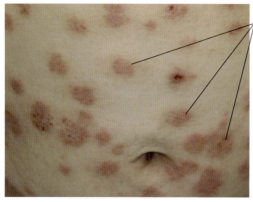

環状紅斑は呈さない

炎症が強く中心治癒傾向に乏しい境界明瞭で強いかゆみを伴った紅斑が体幹に多発している

■顔と陰部の皮疹

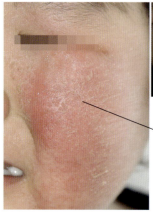
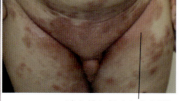

遠心性に拡大した紅斑

鱗屑のある紅斑

頬部と外陰部にはびらんと浸出液を伴う炎症の強い紅斑が広がる

■頭部の症状の有無を確認

顔面に広範囲の皮疹があるため,頭部に病変がないか確認する。頭部に病変はなかった。

アトピー性皮膚炎でステロイド外用を行っていたが皮疹が悪化,膿痂疹の治療を行ったが皮疹の改善がなかったという治療経過から,白癬では…？

第3章 体幹

診断

鏡検

■ KOH 検査所見
（×100）
多数の菌糸を認めた。

Answer

臨床症状…炎症の強い顔面, 体幹, 陰部の紅斑がみられる
鏡　検　……紅斑の鱗屑に菌糸を認める

以上のことから, 診断は

**体部白癬（異型白癬）
＋股部白癬**

培養

■ 平板培養所見
（マイコセル®, 25 ℃, 2 週間）

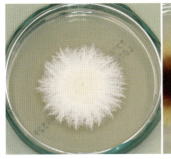

表面（左）は黄白色絨毛状集落を, 裏面（右）は褐色を呈した

■ スライド培養 LPCB 染色所見
（SDA, 27 ℃, 4 週間, ×400）

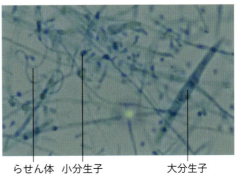

らせん体　小分生子　大分生子

培養形態は非定型的であった。

ここがPOINT

動物好性の *T. mentagrophytes* と
ヒト好性の *T. interdigitale*

　これらは形態学的に区別ができません。遺伝子検査をして菌の同定を行います。
　分類菌の rDNA ITS 領域の遺伝子配列は *T.mentagrophytes* の基準株と相同性がありました。

── 以上のことから, 原因菌は ──

Trichophyton mentagrophytes

おさらい ▶ 皮膚真菌症マニュアル P.62

治療

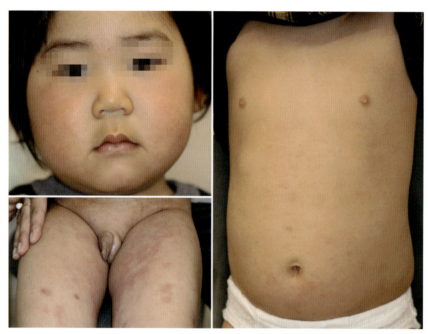

イトラコナゾール内服後4週とルリコナゾール外用後6週（3図とも）

■治療の考えかた
・体部白癬は外用抗真菌薬で治療することが多いが，動物好性菌などによる炎症が強い場合や，生毛への感染を考える場合，広範囲の場合はテルビナフィンまたはイトラコナゾールの内服を外用抗真菌薬に併用する。
・頭部白癬の合併，家族内感染に注意する。

■本症例の治療経過
①体部白癬と股部白癬はルリコナゾールクリームの3カ月外用とイトラコナゾール3 mg/日の1カ月内服で治癒した。
②生活指導
ミコナゾール含有シャンプーとボディーソープを使用するよう指導した。

ここがPOINT

ペットからの感染が疑われる場合は，まずペットのヘアブラシ培養を行う

　Trichophyton mentagrophytes による体部白癬のため，動物からの感染を疑いましたが，原因の特定はできませんでした。ペットを飼っている場合は，まずペットのヘアブラシ培養を行い，ペットが陽性であれば獣医師とも連携を取って治療を行うようにします。

著者からひとこと！

● 本症例は治療開始後1週はかゆみや紅斑などの症状が一時的に悪化しました。
● 動物好性菌による例は治療開始後に炎症が強まることがあるので，あらかじめ患者に説明しておくことが大切です。

第 3 章　体幹

臨床でみる頻度 ★☆☆　　診断治療の難易度 ★★★

Case No.21　全身の赤い発疹がかゆい

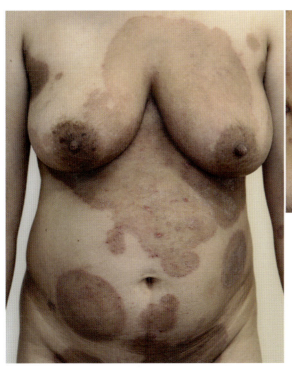
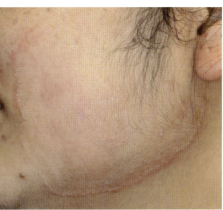

27 歳, ネパール人女性, 飲食業

【現病歴】
　7 カ月前に体幹や四肢に皮疹が出現した。他院で体部白癬の診断で 7 カ月間ルリコナゾール外用剤, ケトコナゾール外用剤, テルビナフィン外用剤とテルビナフィン内服薬の治療を受けたが, 症状が悪化したため当院を受診した。

【初診時所見】
　皮疹はかゆみが強く, 色素沈着を伴う大きな環状紅斑が胸部・腹部・腋窩・鼠径部・殿部に多数広がっていた。環状紅斑は他に上眼瞼・前額部・両頬部にまで広がっていた。

No.21

想定される疾患

- ●体部白癬　●免疫不全などの基礎疾患

やることは

- ● KOH 直接鏡検, 真菌培養　　← 体部白癬を疑う
- ●治療歴やアドヒアランスの確認　← 治療が不十分で治らなかった可能性を否定する
- ●免疫不全など基礎疾患の有無に　← 体部白癬が重症化する疾患（悪性腫瘍, 糖尿病,
  ついての問診　　　　　　　　　 免疫不全）を否定する
- ●渡航歴の問診　　　　　　　　← 輸入真菌症を疑う

診断のヒント　**臨床ではココを診る**

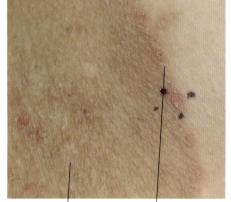

中心は治癒傾向で, 強い色素沈着がみられる

皮疹は強いかゆみがあり, 周囲は鱗屑と紅斑がみられる

■診察と検査
・頭部に脱毛はなかったが, ヘアブラシ培養を行う。→真菌は陰性であった。
・格闘技歴やペットの飼育もない。
・全身検査を行い, 免疫不全や悪性腫瘍, 糖尿病の合併はなかった。
・同居の夫に症状はない。

10カ月前, ネパールへ1カ月間帰省した。帰省中, 一緒に過ごした親戚に同症状があり, 帰国して2カ月後頃より症状が現れてきた。
→ネパールで感染したのでは…？

■他の部位の確認

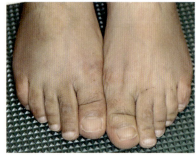
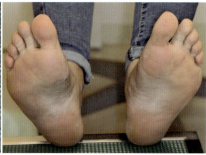

足白癬, 爪白癬はなかった

80

第3章 体幹

診断

鏡検
■パーカーインクKOH検査所見（×200）

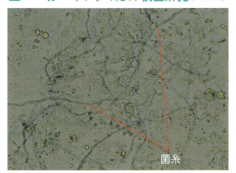

菌糸

Answer
臨床症状…鱗屑と環状紅斑がみられる
鏡検……菌糸を認める

以上のことから，診断は
体部白癬

培養
■平板培養所見（SDA, 27℃, 3週間）

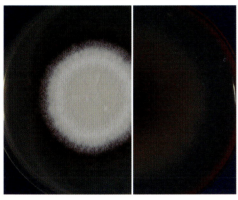

表面（左）は白から薄茶色粉末状集落を，裏面（右）は黄から茶色の色素産生を呈する

■スライド培養LPCB染色所見
（SDA, 25℃, 4週間, ×400）

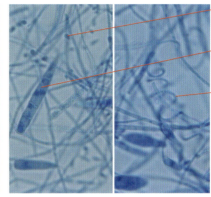

- 洋梨状の小分生子
- 表面平滑で棍棒状の大分生子
- らせん体

培養形態は T. interdigitale に類似する

リボゾームRNA遺伝子のITS領域のシークエンスを行った。その塩基配列は，*Trichophyton indotineae* の基準株と100%の相同性を認めた。

――形態学的所見と遺伝子検査からの原因菌は――
Trichophyton indotineae

感受性試験

臨床経過より薬剤耐性が示唆されたため，CLSI M38-A2プロトコールによる薬剤感受性試験を行った。分離菌はイトラコナゾールに最も感受性が高くテルビナフィンには耐性を示した（右表）。

表　分離菌の感受性試験結果

抗真菌薬	MIC（μg/mL）
テルビナフィン	>32
イトラコナゾール	0.03
ラブコナゾール	0.5

――以上のことから，原因菌は――
テルビナフィン耐性 Trichophyton indotineae

おさらい ▶ 皮膚真菌症マニュアル P.13

No.21

治療

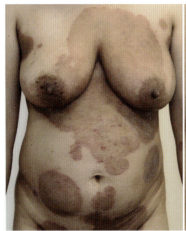
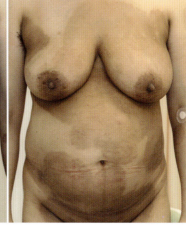

治療開始時　　　　　治療後6週

（写真は, Kimura U, Hiruma M, Kano R, et al.: Caution and warning: Arrival of terbinafine-resistant *Trichophyton interdigitale* of the Indian genotype, isolated from extensive dermatophytosis, in Japan. J Dermatol 47; e192-e193, 2020 より転載）

■ 治療の考えかた
- 従来の経験的治療で治らない耐性菌である場合, まず薬剤感受性試験を行う。結果を待って, 標的治療を行わなければならない。
- 約2週ごとに定期通院させる。内服中は定期的に血液検査も行う。

■ 治療経過, 治療方針の変更
⇒ 副作用が起きた時
　肝機能障害などの副作用が生じた場合, ホスラブコナゾール（保険適用外）への変更を検討する。

■ 本症例の治療経過
① テルビナフィンに感受性が低くイトラコナゾールに感受性が高かったため, イトラコナゾールを治療薬として選択する
- イトラコナゾール100 mg/日の4週内服に加え, ルリコナゾールを6週外用させた。
- かゆみや紅斑などの症状は2週を超えてから軽快してきた。
- 6週後には皮疹はすべて色素沈着を残して消退し, KOH検査でも真菌要素はみられなかった。
② 生活指導
- 菌の付着した鱗屑が自宅内に散布されている可能性が高いので, 掃除機による掃除を毎日頻回に行うよう指導した。感染力の強い耐性菌のため, 感染拡大しないよう注意を促した。

著者からひとこと！

- インドで流行している高テルビナフィン耐性の *T. indotineae* がついに日本に上陸しました。在日インド人やネパール人は急増しており, 今後, 日本でもこの耐性菌が拡大することが予測されるので注意が必要です。
- *T. indotineae* は, 2020年に新種の白癬菌として加納塁先生が発表されました（文献）。

文献）Kano R, Kimura U, Kakurai M, et al.: *Trichophyton indotineae* sp. nov.: A new highly terbinafine-resistant anthropophilic dermatophyte species. Mycopathologia 185; 947-958, 2020

第 3 章　体幹

臨床でみる頻度 ★★★　　診断治療の難易度 ★☆☆

Case No.22　背中のカサカサした赤い発疹

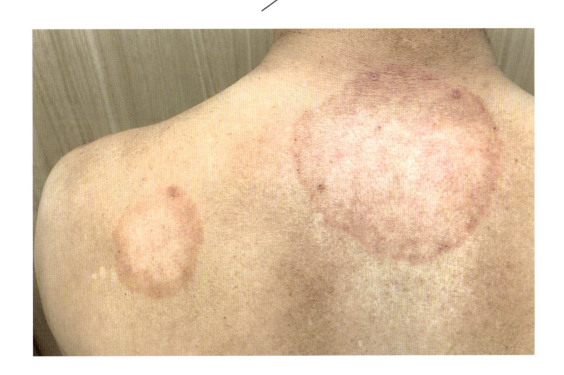

34 歳, 男性, 会社員

【現病歴】
　幼少期よりアトピー性皮膚炎を認める。最近, アトピー性皮膚炎は保湿剤でコントロール良好であった。1 カ月前から背部にかゆみのある紅斑が出現し, 保湿剤を外用しても改善しないため当院を受診した。

【初診時所見】
　背部に手掌大と 5 cm 大の鱗屑を伴う環状紅斑を認めた。かゆみは強かった。

No.22

想定される疾患

- ●体部白癬 ●尋常性乾癬 ●遠心性環状紅斑

やることは

- ● KOH 直接鏡検　　　　　　　　　　← 体部白癬を疑う
- ●感染症, 膠原病, 悪性腫瘍の確認　　← 遠心性環状紅斑を疑う
- ●足白癬や爪白癬の合併の有無　　　　← 体部白癬を疑う
- ●ペットの飼育や渡航歴についての問診 ← ペット由来の真菌症や輸入真菌症を疑う
- ●皮膚生検　　　　　　　　　　　　　← 尋常性乾癬や遠心性環状紅斑を否定する

診断のヒント 臨床ではココを診る

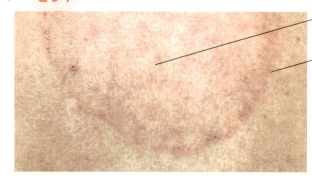

- 中心部の炎症は弱い
- 辺縁で鱗屑と紅斑が目立ち, 環状紅斑は中心治癒傾向を示す

KOH 検査はココから鱗屑を採取します♡

ここが POINT

体部白癬のほとんどが自身の他の部位の白癬から波及したもの

体部白癬を疑う時には必ず足を見ます！
ほとんどが自分自身の他の部位の白癬からの波及です。足底の KOH 検査も行う必要があります。

■他の部位の白癬を確認する

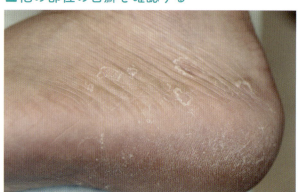

爪に異常はなかったが, 足底に鱗屑が多数みられたため、足白癬が疑われる

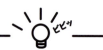

ペットの飼育歴や海外渡航歴はなく, 足底に多数の鱗屑がみられた。
自身の足白癬からの波及では…？

第3章 体幹

診断

鏡検
■ KOH検査所見（×100）

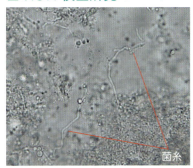

検体：紅斑辺縁部の鱗屑

Answer
臨床症状…環状紅斑，足の鱗屑がみられる
鏡　検 ……菌糸を認める（環状紅斑，足）

以上のことから，診断は
体部白癬（＋足白癬）

培養
■ 平板培養所見
（SDA, 25℃, 4週間）

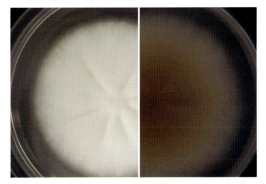

表面（左）は白色綿毛状で，辺縁部に黄色で放射状の溝を形成した。裏面（右）は赤色の色素産生を認める

■ スライド培養LPCB染色所見
（SDA, 25℃, 4週間, ×400）

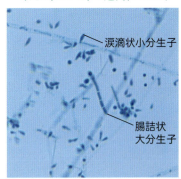

― 以上のことから，原因菌は ―
Trichophyton rubrum

おさらい ▶ 皮膚真菌症マニュアル P.60

鑑別疾患

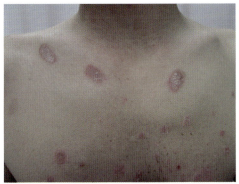

尋常性乾癬

ここがPOINT

乾癬患者で改善しない皮疹があれば適宜KOH検査を行うことが望ましい

　尋常性乾癬も鱗屑を伴う紅斑のため，しばしば体部白癬との鑑別が必要となります。
　乾癬患者はステロイド外用していることが多いですが，異型白癬では皮疹が非典型的であるため，しばらく気がつかないこともあります。

No.22

治療

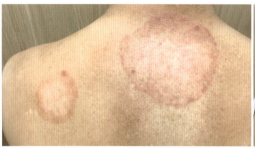
治療開始時

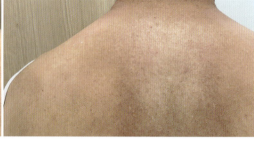
治療後1カ月

■ 治療の考えかた
- 外用抗真菌薬を使用する。塗布の際は、皮疹より広範囲に行うよう指導する。
- 約2週ごとに定期通院させる。外用は2〜4週程度続ける。

■ 本症例の治療経過
① ルリコナゾールクリームによる外用治療
- 足白癬も合併しているため、足にも同様に外用を指示した。
- 治療後2週で色素沈着傾向となり、かゆみは軽快した。4週には軽度の色素沈着を残し、KOH検査でも菌糸の陰性を確認した。
- 足白癬には8週外用し、鱗屑が消失、KOH検査で菌要素の陰性を確認した。
② 生活指導
- 毎日、入浴後の外用を指示した。

■ 治療経過, 治療方針の変更
⇒ 1カ月の時点で, すんなり良くなった時
　足白癬や股部白癬などの合併があればすべての他の部位の白癬の治療を行い治癒を確認し、再発がないかしばらく経過観察する。
⇒ 副作用が起きた時
　外用抗真菌薬による接触皮膚炎があれば、他剤抗真菌薬への変更を検討する。
⇒ 1カ月の時点で, 良くなっていなかった時
　指示通り外用が行えているか確認する。広範囲で外用が十分行えていない場合は内服抗真菌薬を検討する。

> **著者からひとこと！**
> - *T. rubrum*による体部白癬の多くは、境界明瞭な中心治癒傾向を示す典型的な臨床像を示します。
> - *T. rubrum*による体部白癬の多くは、患者自身の白癬病巣（足白癬や爪白癬など）を合併します。

第 3 章 体幹

臨床でみる頻度 ★★★　　診断治療の難易度 ★☆☆

Case No.23 背中ににきびができる

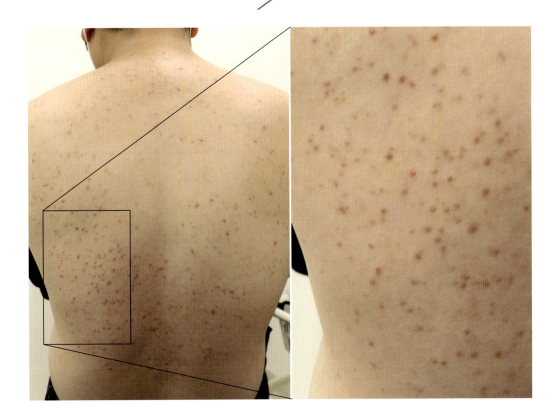

30 歳代, 男性, 会社員（肉体労働はない）

【現病歴】
　7 年前より背部の丘疹に気づいた。その後, 同様の症状を繰り返している。毎年夏になると悪化する。

【初診時所見】
　一部膿疱を伴う紅色丘疹が背部に多発している。

No.23

想定される疾患

●尋常性ざ瘡　●毛包炎　●マラセチア毛包炎

やることは

●面皰の有無の確認　⬅ 尋常性ざ瘡を否定する
●膿疱の内容を直接鏡検　⬅ 毛包炎を否定し，マラセチア毛包炎を疑う

診断のヒント 臨床ではココを診る

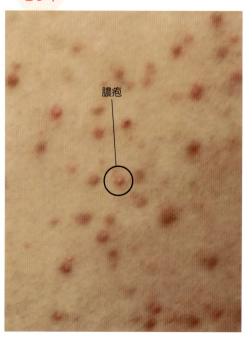

膿疱

■膿疱の内容を採取する
　鑷子で膿疱の内容を採取する。
　直接鏡検する際は，必ずズームブルーや酸性メチレンブルーで染色する。

ここがPOINT

本症例では，尋常性ざ瘡のような面皰は見られません。

第3章 体幹

診断

鏡検
■直接鏡検所見（酸性メチレンブルー染色，×400）

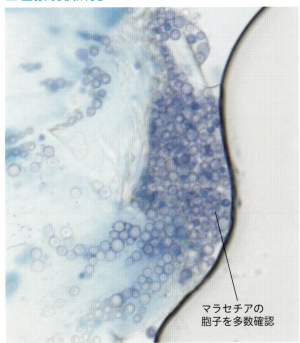

マラセチアの胞子を多数確認

検体：膿疱の内容

Answer

臨床症状…丘疹，膿疱がみられる
鏡　検……膿疱内に多数のマラセチアの胞子を認める

以上のことから，診断は
マラセチア毛包炎

おさらい ▶ 皮膚真菌症マニュアル P.76, 194

治療

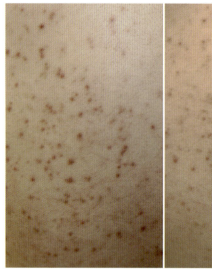
治療後 4 週

治療後 8 週

色素沈着を残して治療した

■治療の考えかた
症状が広範囲あるいは再発を繰り返す症例にはイトラコナゾールの内服が有効である。内服療法を選択した際は，併用禁忌薬に充分注意する。2〜4週ごとに改善するまで定期通院させる。

■本症例の治療経過
①イトラコナゾール 100 mg/日の内服治療
- 内服後4週に膿疱内容を鏡検したところマラセチアの胞子が多数残存していたため，内服継続とした。
- 内服後8週で膿疱は改善し，丘疹の赤みも消退してきたため内服終了とした。

②生活指導
- 高温多湿を避ける（冬場も過剰に温まるような服装は避ける），発汗後はシャワー浴を行う，ことなどを指導した。

■治療経過，治療方針の変更
2〜4週の時点で，すんなり良くなった時は，KOH検査で陰性を確認し，再発がないかしばらく経過観察する。

⇒副作用が起きた時（肝機能障害など）
使用中の抗真菌薬を中止し，血液検査などで経過をみながら抗真菌薬の外用療法を選択する。

⇒3〜4カ月の時点で，良くならない時
膿疱の内容を直接鏡検してマラセチアを確認できなかった場合，ざ瘡や毛包炎を考え，抗菌薬による治療に切り替える。

著者からひとこと！
- マラセチア症においては，テルビナフィンの内服は効果がありません。

文献）Gupta AK, Foley KA: Antifungal treatment for pityriasis versicolor. J Fungi (Basel) 1; 13–19, 2015

第3章　体幹

臨床でみる頻度 ★★★　　診断治療の難易度 ★☆☆

Case No.24　肩にシミができた

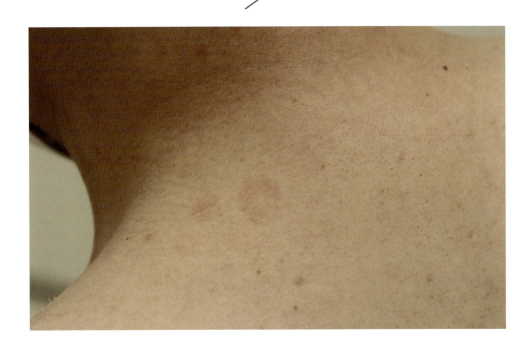

30歳代, 男性, 会社員

【現病歴】
　今年の夏, 左肩部の発疹に気づいた。

【初診時所見】
　左肩部に, 類円形で細かい鱗屑を有す褐色斑がみられた。かゆみはない。

想定される疾患

●癜風　●類乾癬　●ジベルばら色粃糠疹　●接触皮膚炎

やることは

- ●直接鏡検　　　　　　　　　　⬅ 癜風を疑う
- ●他の部位に皮疹はないか確認　⬅ 類乾癬, ジベルばら色粃糠疹を否定する
- ●市販薬等, 外用剤使用歴の確認　⬅ 接触皮膚炎を否定する

診断

鏡検

■ 検体の採取

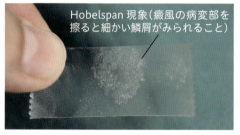

Hobelspan現象（癜風の病変部を擦ると細かい鱗屑がみられること）

両面テープを使用すると，皮疹とほぼ同じ形状で多数の鱗屑を採取できる

■ 直接鏡検所見（酸性メチレンブルー染色，×400）

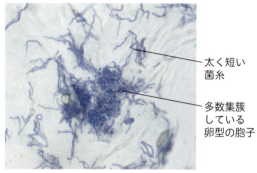

太く短い菌糸

多数集簇している卵型の胞子

検体：左肩部の鱗屑

Answer
臨床症状…Hobelspan現象がみられる
鏡　検……菌糸と卵形の胞子塊を認める

以上のことから，診断は **癜風**

治療

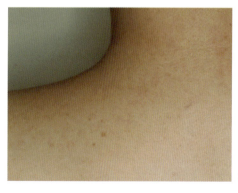

治療後2週

- 癜風の治療の第1選択は，抗真菌薬の外用療法である。病変が広範囲であったり，再発を繰り返す症例には抗真菌薬の内服療法を選択する。
- 本症例は，ケトコナゾール2％クリームを1日1回，左頚部から左肩部まで，広めに外用するよう指導した。
- 外用後2週で褐色斑は治癒した。

著者からひとこと！

- 癜風は再発率の高い疾患であり，1年以内の再発率が60％，2年以内の再発率が80％とされています（文献）。再発予防には室温や湿度の調整，発汗後のシャワー浴などのスキンケアが重要です。
- 両面テープを使用した検体採取法は，癜風やカンジダ性間擦疹などの診察時に有用です。使用する際は，必ず「透明タイプ」の両面テープを選んでください。

文献）Faergemann J: Pityrosporum infections. J Am Acad Dermatol 31; S18-S20, 1994

第 3 章　体幹

臨床でみる頻度 ★★★　　診断治療の難易度 ★☆☆

Case No.25　胸の赤い発疹が広がってきた

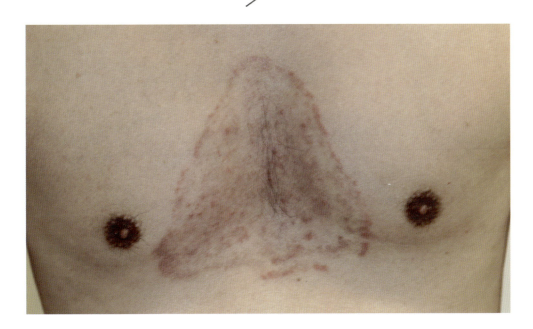

40 歳, 男性, 会社員

【現病歴】
　1 カ月前より胸にかゆみを伴う紅斑があり, 近医皮膚科でステロイド外用剤を処方されたが環状に紅斑が拡大したため, 膠原病を合併する環状紅斑を疑われ, 精査目的で当院内科へ紹介された。精査を行ったところ膠原病は否定され, 皮膚科に紹介された。

【初診時所見】
　胸部に三角形の環状紅斑を認めた。

想定される疾患

- 体部白癬　●遠心性環状紅斑

やることは

- KOH 直接鏡検　← 体部白癬を疑う。遠心性環状紅斑を除外する
- 皮膚生検　← 遠心性環状紅斑を否定する

No.25

診断

鏡検
■ KOH検査所見（×100）

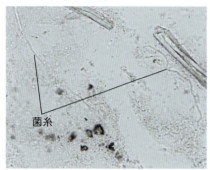

検体：環状紅斑の鱗屑

■ 爪白癬と足白癬を認めた

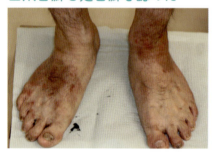

環状紅斑で膠原病を疑われて内科で検査されましたが，KOH検査ですぐに診断がつきました。やはり，環状紅斑を見たらまずはKOH検査をすることが大切ですね！

Answer
臨床症状…胸部の環状紅斑，爪の肥厚，足の鱗屑がみられる
鏡　検……胸部の皮疹，爪，足の鱗屑に菌糸を認める

以上のことから，診断は
体部白癬（異型白癬）＋足白癬＋爪白癬

―― 平板培養・スライド培養を行い，形態学的に原因菌は ――

Trichophyton rubrum　おさらい ▶ 皮膚真菌症マニュアル P.60

治療

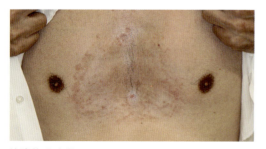

治療後1カ月
（改善傾向にあるが，まだ皮疹がみられるため，さらに1カ月外用を継続した）

・爪白癬の合併があるので外用抗真菌薬に加え，内服の併用を行う。
・本症例の体部白癬と足白癬はテルビナフィン外用を2カ月，爪白癬はテルビナフィン 125 mg/日を6カ月内服で治療した。

第 3 章　体幹

臨床でみる頻度 ★☆☆　診断治療の難易度 ★★★

Case No.26　胸のキズが治らない

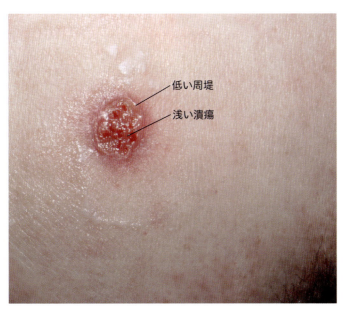

2年前, 初診時の所見

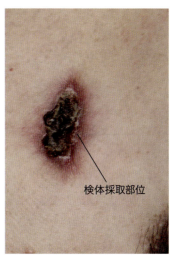

今回の来院時所見

66 歳, 男性, 左官業　基礎疾患なし　ウグイスを飼育中

【現病歴】
　約 2 年前：右前胸部に 10×11 mm の潰瘍を認めた。外傷歴・自覚症状はない。創傷感染を疑いミノサイクリン 100 mg/日の内服とゲーベン®クリームによる治療を 1 カ月行ったが無効であった。一般細菌・真菌検査で酵母様真菌を認めたが, 汚染菌と考え深在性真菌症は疑わなかった。切除目的で総合病院を受診させたところ, 一般細菌・真菌検査でクリプトコックスが検出された。このため, イトラコナゾール 150 mg/日の治療を開始されたが, 効果を感じなかったため患者は自分で内服を中断していた。
　約 3 カ月前：丘疹が生じ自壊して潰瘍になった。
　約 2 カ月前：前医整形外科で創傷被覆剤を貼付されていたが不変であった。

【今回の来院時所見】
　2 年ぶりの再診時, 右前胸部の潰瘍は 29×13 mm に拡大し, 痂皮を付着して周囲に 36×28 mm の紅斑を伴っていた。自覚症状はなかった。

No.26

| 想定される疾患 |

●創傷感染（細菌感染症）　●深在性真菌症, 皮膚結核　●皮膚悪性腫瘍, 壊疽性膿皮症

| やることは |

●浸出液のスメアの直接鏡検　← 細菌・真菌による感染症を疑う
●細菌・真菌培養　← 細菌・真菌による創傷感染を疑う
●皮膚生検　← 腫瘍や壊疽性膿皮症などを除外する

診断のヒント

臨床ではココを診る

胸部に皮膚潰瘍ができることは珍しい…。外傷歴はなく, 炎症に乏しく, 無痛性であった。なんだろう？　→　皮膚クリプトコックス症を疑って再検査しよう。同時に, 胸部CT所見を求めよう。

■胸部CT所見（肺の慢性期病変）

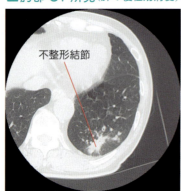

左下葉に結節影を認めた

■検体の採取

痂皮をはがして潰瘍底の浸出液を綿棒で採取, スライドグラスに塗沫して標本を作成した。

ウグイスを飼っている…！
菌が経気道的に肺に感染して, 血行性に皮膚病変を生じた。肺の病変はその後, 自然治癒したが, CT所見で認めるのはその形跡ではないか…と考えた。

第3章　体幹

診断

鏡検

■墨汁染色所見（×400）

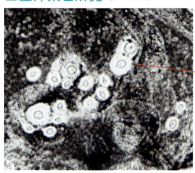

莢膜を有する菌体

検体：潰瘍底の浸出液

■ギムザ染色所見（×400）

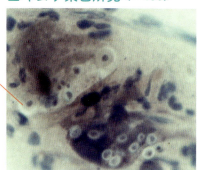

検体：潰瘍底の浸出液

> **Answer**
> 臨床症状…胸部の潰瘍がみられる
> 鏡　検 ……スメアの塗抹標本を作成し，墨汁染色およびギムザ染色で厚く透明な莢膜を有する酵母様真菌を認める
>
> 以上のことから，診断は
> # 皮膚限局性クリプトコックス症

培養

■平板培養所見（SDA, 25 ℃, 3 週間）

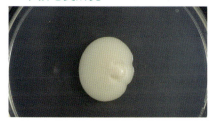

クリーム状粘稠な酵母状集落を呈する

血清学的検査

クリプトコックスの莢膜はグルクロノキシロマンナン（GXM）を主成分とする多糖体で，化学構造の違いにより A, C, D, A-D の血清型に分類できる。皮膚に限局し予後良好なのは血清型 D だが，本症例は播種性病変を生じやすい血清型 A であった。

—— 以上のことから原因菌は ——

***Cryptococcus neoformans* 血清型 A**

　本症例は肺に結節影があったため，感染経路からは血行性に播種する続発性皮膚クリプトコックス症と考えられる。しかし，肺の結節は治療の必要のない陳旧性の病変であった。ガイドラインにしたがって，本症例は皮膚限局性クリプトコックス症と診断した(文献)。

文献）野口博光：皮膚クリプトコックス症．クリプトコックス症の診断・治療ガイドライン 2019．日本医真菌学会（泉川公一，掛屋 弘），96–103，2019

No.26

治療

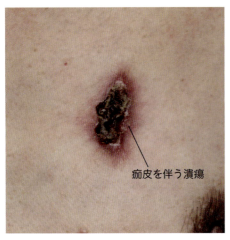

痂皮を伴う潰瘍

今回の治療前
初診から2年で病変が拡大していた

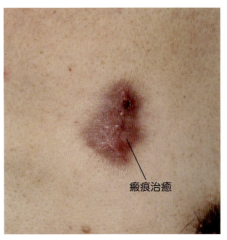

瘢痕治癒

フルコナゾール内服後8週

■ 治療の考えかた
　クリプトコックス脳髄膜炎および真菌血症を除外し，病変が単発性で，宿主に免疫不全がなければ，フルコナゾール400 mg/日の内服を3カ月行う(文献)。

■ 本症例の治療経過
① フルコナゾールの3カ月内服で瘢痕治癒した。治療終了後6カ月の時点で再発はなかった。
② 生活指導
　自覚症状が軽微であっても，難治で長期間の内服が必要であることを説明する。

> 著者からひとこと！
>
> - クリプトコックス症はわが国で健常者に発症する深在性真菌症としては最も多く，脳髄膜炎の主要な原因菌です。
> - 近年，播種性クリプトコックス症は増加傾向にあります。2014年に第5類感染症に指定され，医師に届け出の義務が生じました。
> - 播種性クリプトコックス症は脳髄膜炎を発症して死に至る疾患で，10%に皮膚病変を伴います。発熱・頭痛など脳髄膜炎を疑った時点で，髄液，血液，胸水，腹水などから菌を分離同定して診断しますが，皮膚病変の直接鏡検で菌体を確認できれば，迅速な診断や早期治療につながります。

(写真は　Noguchi H, Hiruma M, Maruo K, et al. : Localized cutaneous cryptococcosis: summary of reported cases in Japan. Med Mycol J 57; E35–E39, 2016 より転載)

第 3 章　体幹

臨床でみる頻度 ★☆☆　　診断治療の難易度 ★★★

Case No.27　右の乳頭に発疹ができ，拡大した

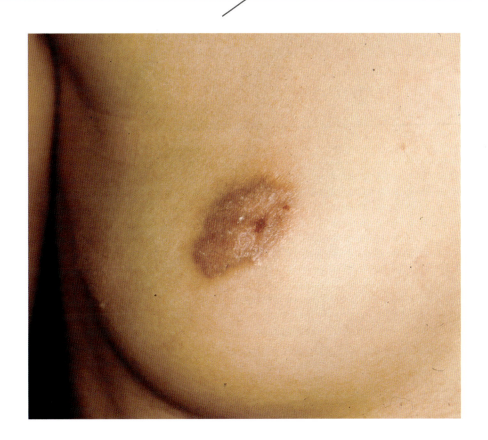

59歳, 女性, 主婦　首都圏在住　基礎疾患に喘息, 甲状腺腫, 肺気腫あり

【現病歴】
　約1年前に右乳頭部の湿疹様病変に気付いたが，特に異常を感じなかったので放置していた。徐々に乳輪を覆うまでに拡大し，乳房パジェット病を疑われて当科に紹介された。明らかな外傷歴はなかった。

【初診時所見】
　右乳頭および乳輪部に18×28mmの軽度の鱗屑・痂皮が付着した境界明瞭な卵円形の浸潤性紅斑を認める。右腋窩および頸部リンパ節は触知しない。

No.27

想定される疾患

- 湿疹, 体部白癬など
- 皮膚疣状結核, 非結核性抗酸菌症などの感染性肉芽腫
- サルコイドーシス, 異物肉芽腫などの非感染性肉芽腫
- 黒色分芽菌症など深在性皮膚真菌症
- ボーエン病, 乳房パジェット病, 有棘細胞癌などの皮膚癌

やることは

- 痂皮の KOH 検査　　　　　← 体部白癬を除外し, 黒色分芽菌症を疑う
- 皮膚生検　　　　　　　　← 悪性腫瘍・非感染性肉芽腫を除外する
　　　　　　　　　　　　　　深在性真菌症であれば, 菌体を確認する
- 真菌培養（痂皮・生検組織より）← 菌の分離・同定をする
- 結核菌培養　　　　　　　　← 結核菌・非定型抗酸菌による感染性肉芽腫を除外する

診断のヒント　**臨床ではココを診る**

■鱗屑・痂皮が付着する浸潤性紅斑局面

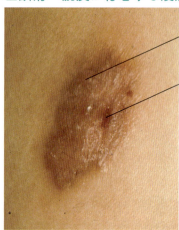

鱗屑・痂皮がみられ, この中に菌が多数みられる

乳頭は消失している

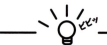

乳頭が消失していることから, 表在性の病変でなく深在性の疾患ではないだろうか…？
（皮膚結核, 深在性真菌症, 乳癌など）

第3章 体幹

診断

鏡検

■ KOH 検査所見（×400）

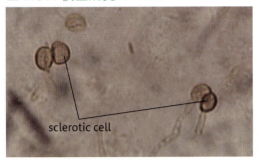

sclerotic cell

検体：乳輪部痂皮
褐色の厚い細胞壁をもつ大型の sclerotic cell を考えて，弱拡大で褐色の胞子様構造物を丹念に探す

Answer

臨床症状…鱗屑・痂皮を伴う浸潤紅斑がみられる
鏡　検……sclerotic cell を認める

以上のことから，診断は
黒色分芽菌症

おさらい ▶ 皮膚真菌症マニュアル P.218

培養

■ 平板培養所見
（SDA, 25℃, 4週間）

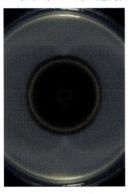

表面は黒緑色でビロード状の集落を呈する

■ スライド培養所見
（PDA, 25℃, 2週間, ×400）

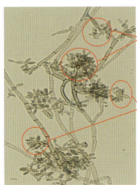

Fonsecaea 型分生子

Rhinocladiella 型分生子

病理

■ H&E 染色所見（×400）

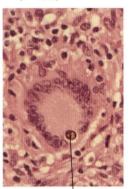

巨細胞内にみられる sclerotic cell

sclerotic cell（硬壁細胞）は，muriform cell（石垣状細胞）とも呼ばれる。

ここがPOINT

黒色分芽菌症
　土壌や植物に腐生する菌が外傷性に皮膚に接種されて発症します。
　本症例は被覆部である乳房に生じたのが，非定型的でした。

── 以上のことから，原因菌は ──

***Fonsecaea pedrosoi* complex**

おさらい ▶ 皮膚真菌症マニュアル P.218

治療

■治療の考えかた
- 切除可能であれば，周囲の健常組織を含めて外科的に切除する。
- 薬物療法として，イトラコナゾールあるいはテルビナフィンの単独もしくは併用投与が推奨される。今後，ボリコナゾール，ラブコナゾール，ポサコナゾール，イサブコナゾールなど新規（新しい）のアゾール系抗真菌薬の効果が期待される。
- 各種薬物と局所温熱療法（使い捨てカイロ等）との併用も選択肢となる。
- 菌種によっては，内臓への転移もありうるので，CT・MRI等による内臓転移の検索と血中β-D-グルカンの測定を行う。
- 治癒判定のためには，少なくとも2年は経過観察する。

■本症例の治療経過
① 整容性の観点から外科的切除を選択せず，遠赤外線による局所温熱療法を行った。3カ月試みたが，無効であった。
② そのため3カ月後に，病変辺縁から5mm離して外科的に切除した。
- 術後経過観察を2年行ったが再発はない。
※ 本症例では，初診時の臨床像に中心治癒傾向は見られなかった。黒色分芽菌症であれば，見られることもある。

> **著者からひとこと！**
> - わが国における黒色分芽菌症の好発部位は1955〜2004年の集計によると，493例中，上肢177例（36%），顔面・頚部85例（17%），下肢81例（16%），殿部72例（15%），体幹49例（10%）で，乳房部は極めてまれです（文献）。
> - 本症例を診察した日は初診患者も少なく，時間があったので，菌が存在するとも思わないまま痂皮を採取してKOH検査を行いました。偶然，褐色の大型胞子が見えたので，もしかしてこれが硬壁細胞か（初体験）と考えて，痂皮をたくさん採取して真菌培養を行いました。「犬も歩けば棒に当たる」の気持ちでした。

文献）菊池夕子, 近藤真帆, 矢口均, ほか：上腕に小型の皮疹を生じた *Fonsecaea pedrosoi* によるクロモミコーシスの1例：症例報告及び黒色真菌感染症報告例のまとめ. 真菌誌 48; 85–89, 2007

chapter 4

第 4 章

腋 窩

第4章　腋窩

臨床でみる頻度 ★★★　　診断治療の難易度 ★☆☆

Case No.28 わきの発疹がかゆい

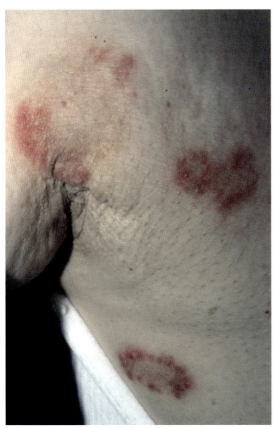

右腋窩

79歳, 女性　基礎疾患なし

【現病歴】
　2週前に右腋窩の皮疹に気づいた。

【今回の来院時所見】
　右腋窩に3つの環状紅斑があり，かゆみがある。

想定される疾患

- 接触皮膚炎
- 体部白癬

やることは

- 直接鏡検 ← 接触皮膚炎を否定し，体部白癬を考える
- 足の診察 ← 足白癬, 爪白癬の合併を疑う

診断

鏡検
■ KOH 検査所見（×100）
隔壁のある菌糸を認めた。

培養
■ 平板培養所見
（PDA, 25 ℃, 2 週間）

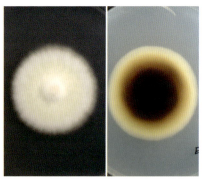

表面（左）は白色絨毛状の集落を，裏面（右）は暗赤色を呈した

── 以上のことから，原因菌は ──
Trichophyton rubrum

おさらい ▶ 皮膚真菌症マニュアル P.60

足の診察

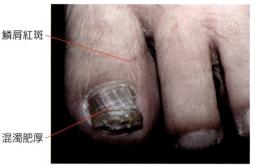

鱗屑紅斑
混濁肥厚

足白癬，爪白癬を合併していた

Answer
臨床症状…鱗屑を伴う環状紅斑がみられる
鏡　検 ……菌糸を認める

以上のことから，診断は

体部白癬＋
足・爪白癬

治療

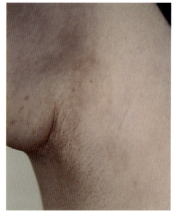

治療後 2 カ月

・体部白癬のみの場合，外用抗真菌薬単独で治癒が期待できる。
・本症例の腋窩の体部白癬は，ルリコナゾール外用後 1 カ月で治癒した。爪白癬は，ホスラブコナゾール 100 mg/日の内服 3 カ月で治癒した。

第4章 腋窩

臨床でみる頻度 ★★★　　診断治療の難易度 ★☆☆

Case No.29 わきの発疹が治らない

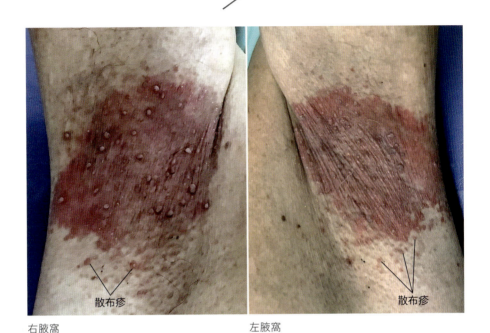

右腋窩　　　　　　　　左腋窩

82歳，男性　認知症あり

【現病歴】
　慢性湿疹のため通院中であったが，2週前に両腋窩の皮疹に気づき，当院で処方したステロイド外用剤を使用していた。

【今回の来院時所見】
　両腋窩に紅斑・浸軟を認め，周囲に散布疹がある。かゆみはない。

想定される疾患

● 接触皮膚炎　● 体部白癬　● カンジダ性間擦疹　● 紅色陰癬

やることは

● 直接鏡検　←　接触皮膚炎を否定し，白癬・カンジダ症を疑う
● Wood 灯検査　←　紅色陰癬を否定する

診断

鏡検
■パーカーインク KOH 検査所見
（×400）

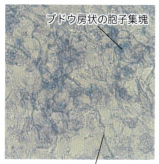

検体：鱗屑　　仮性菌糸
ブドウ房状の胞子集塊

培養
■平板培養所見
（SDA, 25℃, 5日間）

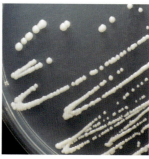

光沢がある白色酵母様の集落

（CHROMagar™ Candida Plus, 25℃, 5日間）

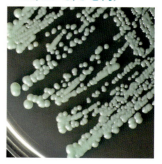

C. albicans は緑色の集落を形成

Answer

臨床症状…軽度の鱗屑を伴う紅斑がみられる
鏡　検……胞子, 仮性菌糸を認める

以上のことから, 診断は
カンジダ性間擦疹

― 以上のことから, 原因菌は ―
Candida albicans

おさらい ▶ 皮膚真菌症マニュアル P.164

治療

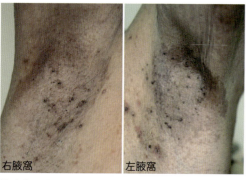

右腋窩　　左腋窩
治療後2カ月

・外用抗真菌薬単独, またはイトラコナゾールを1カ月併用する。
・本症例は, ケトコナゾールの外用後1カ月で色素沈着を残して治癒した。

著者からひとこと！

● この患者さんにはありませんでしたが, カンジダ性間擦疹の危険因子は長期臥床と免疫不全です（文献）。

文献）二宮淳也, 井出真弓, 伊藤弥生, ほか：昭和大学藤が丘病院皮膚科における5年間の皮膚粘膜のカンジダ症に関する統計学的検討. 真菌誌 41; 27-32, 2000

第 4 章　腋窩

臨床でみる頻度 ★★★　　診断治療の難易度 ★☆☆

Case No.30　わきに赤みがあり，カサカサする

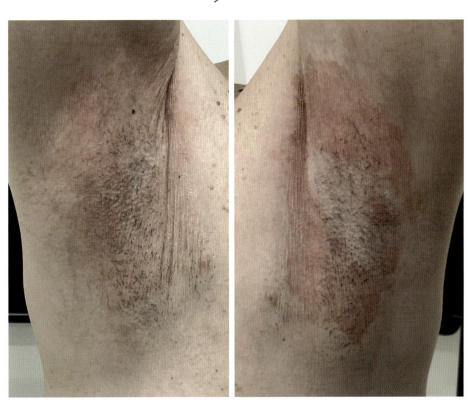

右腋窩　　　　　　　　　　左腋窩

60歳代，男性，飲食店勤務

【現病歴】
　3年前より，夏季に体にかさかさする赤い発疹を繰り返していた。

【初診時所見】
　両腋窩に，細かい鱗屑を有する境界明瞭な紅斑がみられた。

No.30

想定される疾患

●癜風 ●尋常性乾癬 ●接触皮膚炎 ●間擦疹

やることは

- ●直接鏡検 ← 癜風, カンジダ性間擦疹などを疑う
- ●他の部位の皮疹の有無について ← 尋常性乾癬を除外する
- ●問診：市販薬や制汗剤などの使用歴や季節性の有無について ← 接触皮膚炎を除外する。癜風ならば夏季に繰り返す

診断のヒント 臨床ではココを診る

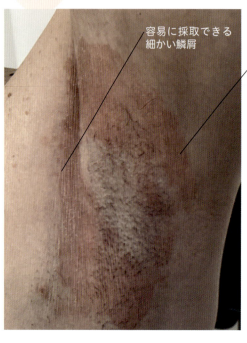

容易に採取できる細かい鱗屑

尋常性乾癬のような浸潤を触れない境界明瞭な紅斑

💡 体部白癬のような中心治癒傾向は示していないので, 癜風かも？

ここがPOINT

癜風の検体採取について

皮疹全体に細かい鱗屑があり, メスなどで擦過することで鱗屑を大量に得られる, いわゆるHobelspan現象が特徴です。両面テープで鱗屑を採取しました。

第4章 腋窩

診断

鏡検
■直接鏡検所見
（酸性メチレンブルー染色，×400）

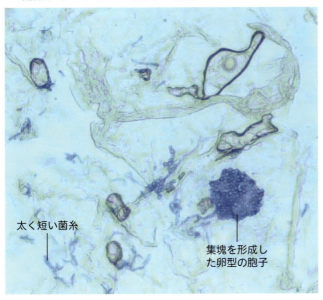

太く短い菌糸
集塊を形成した卵型の胞子

検体：腋窩の鱗屑

Answer
臨床症状…細かい鱗屑を伴う紅斑がみられる
鏡　検……太く短い菌糸と卵形の胞子の集塊を認める

以上のことから，診断は
癜風

おさらい ▶ 皮膚真菌症マニュアル P.76

No.30

治療

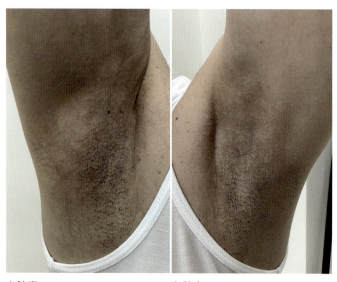

右腋窩　　　　　　左腋窩
治療後2週

■治療の考えかた
・抗真菌薬の外用療法が第1選択となるが，病変範囲が広い場合や繰り返す症例には抗真菌薬の内服療法を行う。
・治療開始から約2週ごとに臨床症状の改善を得られたか確認する。

■本症例の治療経過
①ケトコナゾールの外用
・1日1回入浴後に両腋窩とその周囲に外用させた。
②生活指導
・汗をかいた際は衣服の着替えやシャワー浴を行うなど，高温多湿の環境を避けるよう指導した。

・治療後2週で治癒したが，数年おきに繰り返しているため，薬用泡石鹸（コラージュフルフル®）の使用を推奨した。
・通院終了時，短期間で繰り返すようなら抗真菌薬の内服療法を行う旨を伝える。
・治療終了時，本症は再発率の高い疾患であることを伝え，室温や湿度の調整，発汗後のシャワー浴などのスキンケアが大切であることを指導する。

■治療経過，治療方針の変更
　2週後の時点で，すんなり良くなった時は，治療終了とする。
　短期間で再発した時は，内服抗真菌薬による治療を行う。

> **著者からひとこと！**
>
> ● 臨床所見から，直接鏡検にたどり着くことが大切です。直接鏡検は除外診断としても有用で，顕微鏡を覗いている時に「陰性だったら次はこの疾患を考えよう」というように，診察から治療までの流れを組み立てるのにも大切な検査です。

chapter 5

第 5 章

股 部

第 5 章　股部

臨床でみる頻度 ★★★　診断治療の難易度 ★☆☆

Case No.31　股の赤い発疹がかゆい

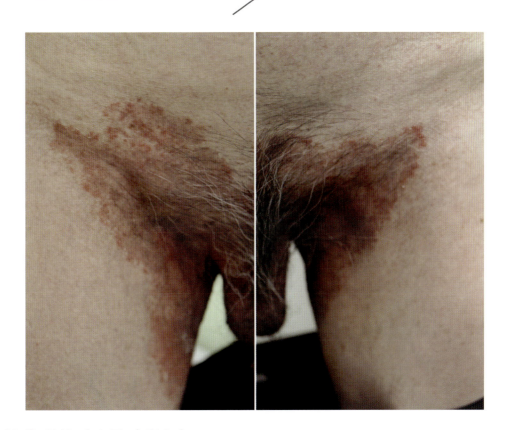

88歳, 男性, 高血圧, 高脂血症

【現病歴】
　2～3カ月前より出現した両股部のかゆみを伴う紅斑を主訴に受診した。

【初診時所見】
　両股部にかゆみが強く鱗屑を伴う環状紅斑を認めた。

No.31

想定される疾患

●股部白癬　●カンジダ性間擦疹　●陰部湿疹

やることは

● KOH 直接鏡検　　⬅　湿疹を否定し，白癬・カンジダ感染を疑う
● 足白癬や爪白癬の合併を確認　⬅　他の部位の白癬からの波及の可能性を考える

診断のヒント　臨床ではココを診る

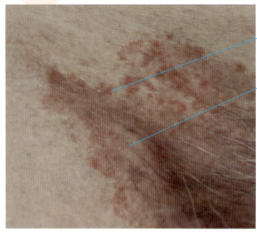

辺縁に鱗屑と紅斑が目立ち，中央は色素沈着を伴う。辺縁の鱗屑から KOH 検査を行う

中心部では炎症が弱い

■他の部位の白癬からの波及に注意する

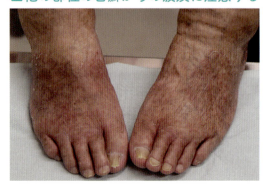

爪甲肥厚・混濁，足底から足背に鱗屑を伴う紅斑がみられた

ここが POINT

股部白癬を疑う時には必ず足を診よう

なぜなら，ほとんどが患者本人の他の部位の白癬からの波及であるためです。体部白癬・足白癬・爪白癬を疑い，KOH 検査を行う必要があります。

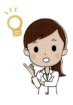

ミ☆　ちょっと注意
足背は生毛部なので，
足白癬ではなく
体部白癬になります

第 5 章　股部

診断

鏡検
■ KOH 検査所見（×100）

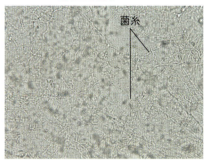

検体：股部の鱗屑

Answer

臨床症状…
　股部に鱗屑を伴う紅斑，足底に鱗屑，足背から足首に鱗屑と紅斑，爪に肥厚と混濁がみられる
鏡　検……上記すべての病変から菌糸を認める

以上のことから，診断は

股部白癬
（＋体部白癬＋足白癬＋爪白癬）

培養
■ 平板培養所見
（SDA, 25 ℃, 4 週間）

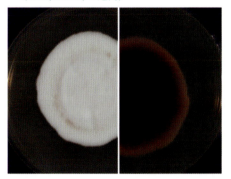

表面（左）は白色綿毛状で，辺縁部に黄色放射状の溝を形成し，裏面（右）は紅色調の集落を呈する

■ スライド培養 LPCB 染色所見
（SDA, 25 ℃, 4 週間，×400）

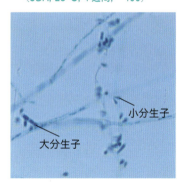

腸詰状の大分生子と涙滴状の小分生子を認めた

―― 以上のことから，原因菌は ――

Trichophyton rubrum

おさらい ▶ 皮膚真菌症マニュアル P.60

治療

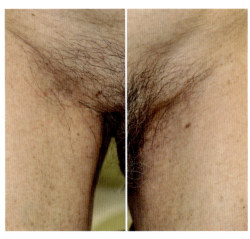

治療後 4 週

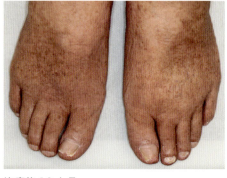

治療後 10 カ月

■ 治療の考えかた
・多くが爪白癬も合併しているため，外用抗真菌薬に内服抗真菌薬を併用する。
・すべての白癬を治癒させる必要がある。
・約 2 週ごとに定期通院させる。

■ 本症例の治療経過
① 股部から大腿，陰嚢，足背から足底，趾間まで，皮疹部よりも広範囲にルリコナゾールクリーム外用治療

・爪白癬も合併しているため，ホスラブコナゾール内服を開始し，12 週まで継続した。
・治療後 2 週で股部と足背は色素沈着傾向となり，かゆみは軽快した。4 週には軽度の色素沈着を残し，KOH 検査でも陰性を確認した。
・足白癬には 8 週間外用した。
② 生活指導
・毎日入浴後の外用を指示した。

■ 治療経過，治療方針の変更
⇒ 1 カ月の時点で，すんなり良くなった時
　すべての部位白癬の治療を行い治癒を確認する。しばらく再発がないか経過観察する。
⇒ 1 カ月の時点で，良くなっていなかった時
　指示通り外用や内服が行えているか確認する。再度真菌培養を行い，耐性菌を疑う場合は，特定の医療機関へ相談する。

> **著者からひとこと！**
> ● *T. rubrum* による股部白癬の多くは患者自身の他の部位（足や爪など）の白癬からの波及です。爪も含めてすべての白癬を治しましょう。
> ● 陰嚢は角層が薄すぎて，白癬菌は寄生しにくいと言われています。

第5章　股部

臨床でみる頻度 ★★★　　診断治療の難易度 ★☆☆

Case No.32　股間がジクジクしている

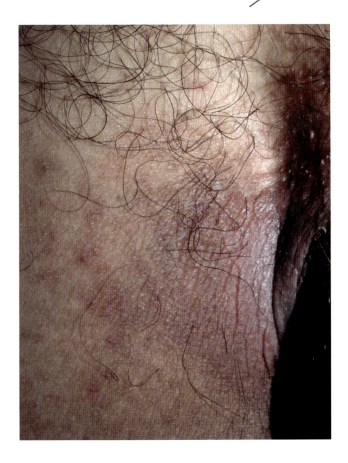

43歳, 男性　農業
基礎疾患なし

【現病歴】
　2年前より夏期に股ずれがあり, 2週前に右股部の皮疹に気づいた。

【初診時所見】
　右股部に鱗屑を伴う紅斑を認める。浸軟を生じ, 軽度のかゆみを伴う。

想定される疾患

●接触皮膚炎　●股部白癬　●カンジダ性間擦疹

やることは

● 直接鏡検　　⇐　接触皮膚炎を否定し, カンジダ症・白癬を疑う
● 基礎疾患の問診　⇐　糖尿病などの合併症を調べる

No.32

診断

鏡検
■パーカーインク KOH 検査所見
（ズームブルー®, ×400）

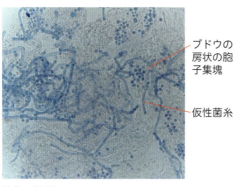

ブドウの房状の胞子集塊
仮性菌糸

検体：鱗屑

培養
■平板培養所見（マイコセル®, 25℃, 4週間）

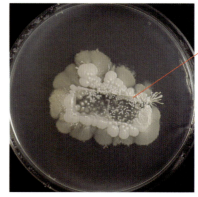

セロファンテープで採取した鱗屑

光沢がある白色酵母様集落を呈する

Answer
臨床症状…鱗屑を伴う浸軟・紅斑局面がみられる
鏡　検……胞子と仮性菌糸を認める

以上のことから，診断は
カンジダ性間擦疹

—— 以上のことから，原因菌は ——
Candida sp.

おさらい ▶ 皮膚真菌症マニュアル P.164

治療

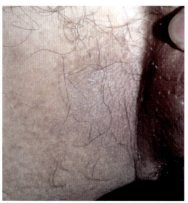

治療後 2 週

・外用抗真菌薬の単独使用でも有効であるが，再発に注意する。
・本症例は，イトラコナゾール 100 mg/日を 4 週内服とラノコナゾール外用 6 週で治癒した。

第 5 章　股部

臨床でみる頻度 ★☆☆　診断治療の難易度 ★★★

Case No.33　股にぶつぶつがある

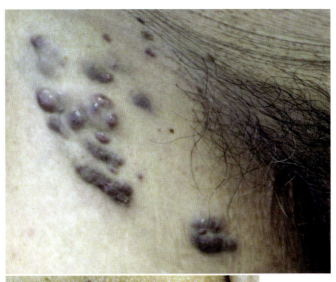

右鼠径部

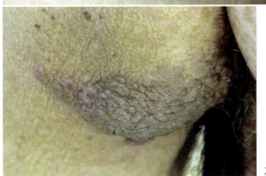

左殿部

87 歳, 男性　2 型糖尿病および認知症がある

【現病歴】
　6 カ月前より右鼠径部に多発性の結節を生じた。

【初診時所見】
　右鼠径部に暗紫色の結節が多発し痛みがある。また, 左殿部に疣状の局面を認める。
　なお, 母親は悪性リンパ種で死亡したという。

No.33

想定される疾患

- サルコイドーシス, 異物肉芽腫など非感染性肉芽腫 ●血管肉腫など腫瘍性病変
- 深在性真菌症

やることは

- 皮膚生検　　　　　　←　非感染性肉芽腫, 腫瘍を除外する
- 生検組織の真菌培養　←　深在性真菌症を考える
- 血液検査　　　　　　←　基礎疾患の有無を調べる

診断のヒント　臨床ではココを診る

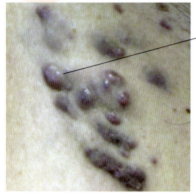

この結節を生検した

痛みを伴う暗紫色の結節が多発している

■成人T細胞白血病を合併していた
初診時に発熱などの全身症状はなかったが, 白血病は今回行った検査で判明した。

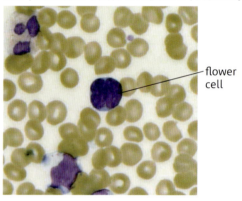

flower cell

末梢血に異常リンパ球 flower cell を認めた

■本症例のその他の所見
・股部白癬, 足白癬など他の部位に白癬はなかった。
・β-D-グルカン >500 pg/mL（基準値<20 pg/mL）であった。
・CD4+ T細胞　8,020 /μL（基準値700〜1,300 /μL）の高値を示した。
・胸部・腹部CTで内臓病変を認めなかった。

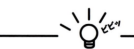

白血病患者にβ-D-グルカン高値がみられたことから白血病に伴う深在性真菌症なのでは…？

第 5 章　股部

診断

病理
■ PAS 染色所見（×400）

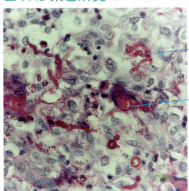

菌糸
厚膜胞子

検体：鼠径部結節の生検標本

培養
■ 平板培養所見
（SDA, 25 ℃, 2 週間）

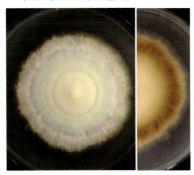

表面（左）は白色絨毛状集落，裏面（右）は暗褐色を呈する

感受性試験

テルビナフィンにも感受性が高いことがわかった。

表　分離菌の感受性試験結果

抗真菌薬	MIC（μg/mL）
イトラコナゾール	0.03
ラブコナゾール	0.06
テルビナフィン	≦ 0.015
ボリコナゾール	0.06

Answer

臨床症状…多発性の肉芽腫様結節がみられる
病　理……皮下に真菌要素を認める
培養所見…白癬菌を分離・同定した

以上のことから，診断は

白癬性肉芽腫

――― 以上のことから，原因菌は ―――

Trichophyton rubrum

おさらい ▶ 皮膚真菌症マニュアル P.60

ここが POINT

白癬性肉芽腫
　本来，好気性である白癬菌による深在性真菌症で，主に免疫不全患者に生じます。本症例でも血液検査で白血病が判明しました。

No.33

治療

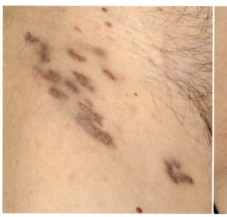
鼠径部

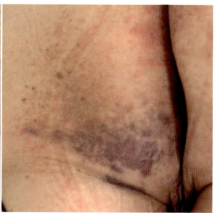
殿部

ボリコナゾール投与後 16 週

■治療の考えかた
- 第1選択はテルビナフィンであるが，各種抗真菌薬への感受性は良好である．
- 症状が改善し，β-D-グルカン値が低下するまで投与する．

■本症例の治療経過
①イトラコナゾール 100 mg/日を 6 週投与
- β-D-グルカン 438 pg/mL に低下したが，薬疹を生じたため中止した．

②ボリコナゾールを初日 600 mg/日，2日目以降 300 mg/日を 16 週投与
- β-D-グルカン 125 pg/mL に低下し，皮疹は改善した．
- 患者は治療終了 6 カ月後に白血病の増悪により死亡した．この時は β-D-グルカン 53.2 pg/mL であった．

> **著者からひとこと！**
> - 原因菌が判明するまで広域なスペクトラムをもつ抗菌薬を用いることを経験的治療 empiric therapy，培養で菌が同定され，感受性を考慮して最適な抗菌薬を用いることを標的治療 definitive therapy と言います．
> - 本症例は保険病名を侵襲性アスペルギルス症としてボリコナゾールによる経験的治療を行いました．

（写真は，Ishibashi T, Ichimura C, Kubo M, et al.: Majocchi granuloma in a patient with adult T-cell leukemia. Mycopathologia 188; 259–262, 2023 より転載）

chapter 6

第 6 章

陰 部

第 6 章　陰部

臨床でみる頻度 ★★★　　診断治療の難易度 ★☆☆

Case No.34　乳児の陰部の赤み, 腫れ

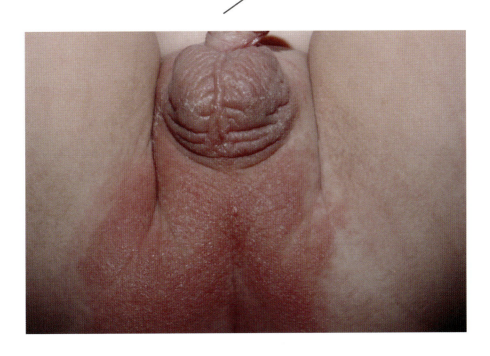

生後 11 カ月, 男児, 8.7 kg

【現病歴】
　3 日前に陰股部の紅斑に気づき非ステロイド外用剤を用いたところ皮疹は拡大した。

【初診時所見】
　陰部, 鼠径部, 肛門周囲に浸潤を触れる境界明瞭な紅斑を認める。

想定される疾患

- 接触皮膚炎
- カンジダ性間擦疹

やることは

- 直接鏡検　←　接触皮膚炎を否定し, カンジダ症を疑う
- 治療歴の問診　←　ステロイド外用によるカンジダ症の悪化を除外する

診 断

鏡検
■ KOH検査所見
（ズームブルー®, ×400）

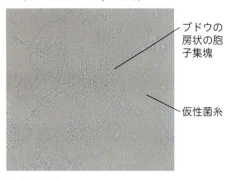

- ブドウの房状の胞子集塊
- 仮性菌糸

検体：鱗屑
両面テープで鱗屑を採取した

鏡検
■ 平板培養所見
（SDA, 25℃, 2週間）

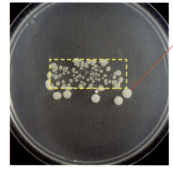

- 光沢がある白色酵母様集落

鱗屑を採取した両面テープ（点線部）をそのまま培地に載せて培養する

Answer

臨床症状…鱗屑を伴う浸軟・紅斑局面がみられる
鏡　検……胞子と仮性菌糸を認める

以上のことから, 診断は
カンジダ性間擦疹

—— 以上のことから, 原因菌は ——

Candida sp.

おさらい ▶ 皮膚真菌症マニュアル P.164

治 療

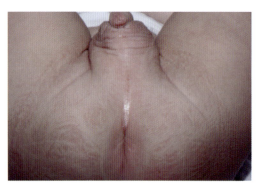

治療後2週

- 外用抗真菌薬が有効である。再発に注意する。
- 本症例は, ケトコナゾール外用後2週で治癒した。

128

第 6 章　陰部

臨床でみる頻度 ★★★　　診断治療の難易度 ★☆☆

Case No.35　乳児の陰部の赤み

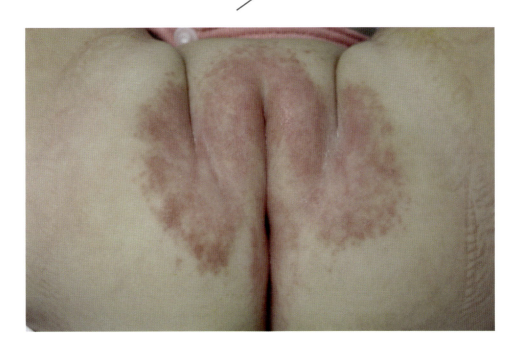

生後 11 ヵ月, 女児

【初診時所見】
　おむつ被覆部に紅斑, 鱗屑, 小丘疹がみられる。

想定される疾患

● 乳児寄生菌性紅斑　　● 接触皮膚炎

やることは

● KOH 直接鏡検　　　　　　← 接触皮膚炎を否定し, カンジダ症を疑う
● 外用剤の使用の有無を問診　← 接触皮膚炎を除外する
● 下痢症状の有無を問診　　　← 接触皮膚炎を除外する

診断

鏡検

■ KOH検査所見（×400）

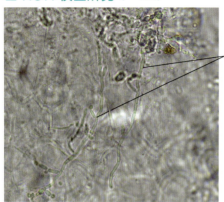

仮性菌糸

検体：鱗屑

Answer
臨床症状…おむつ被覆部位の紅斑，鱗屑がみられる
鏡　検……仮性菌糸を認める

以上のことから，診断は
おむつカンジダ症
（乳児寄生菌性紅斑）

治療

・アゾール系抗真菌薬による外用療法を行う。皮膚環境改善のための生活指導を行う。
・本症例は，ケトコナゾールクリームによる外用療法を行った。おむつ交換時には，ぬるま湯でやさしく洗うように指示した。2週間程度の外用により，臨床症状は改善した。

ここがPOINT

生活指導として局所の皮膚環境改善が重要です。しっかり家族に伝えましょう
　尿や便の刺激から皮膚を守るため，おむつ交換回数を増やします
　おむつ交換のつど，微温湯でやさしく洗い，ごしごし強く擦りません
これらは，カンジダの有無にかかわらず皮膚炎を予防することにもつながります。

著者からひとこと！

● 外出時など自宅以外で洗うのはとても大変なので，おしり拭きを利用するなど，私はご家族の負担軽減になるような方法も生活指導に併せて伝えるようにしています。その際も，擦らないように，やさしく拭き取ることが大切です。

第6章　陰部

臨床でみる頻度 ★★★　診断治療の難易度 ★☆☆

Case No.36　高齢者の陰部の赤み, 皮剥け

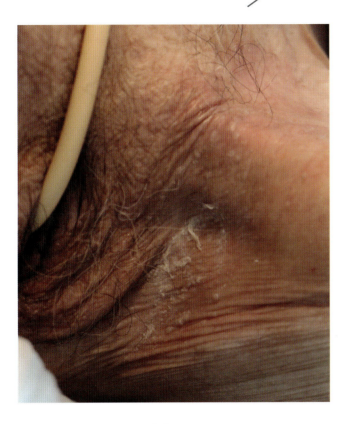

80歳代, 女性
誤嚥性肺炎で入院中

【初診時所見】
　左鼠径部に膜様鱗屑を伴う紅斑がみられた。おむつを着用していた。

想定される疾患

- 間擦疹
- 股部白癬
- おむつカンジダ症

やることは

- KOH直接鏡検　← 湿疹を否定し, カンジダ症や白癬を疑う
- 排便, 排尿, おむつ交換回数の状況を確認　← 皮膚環境を整える対策を行う

131

診断

鏡検

■ KOH検査所見（×400）

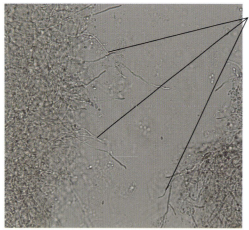

仮性菌糸を多数認める

検体：膜様鱗屑

> **Answer**
> 臨床症状…おむつ被覆部位の紅斑, 膜様鱗屑がみられる
> 鏡 検 ……多数の仮性菌糸を認める
>
> 以上のことから, 診断は
> ## おむつカンジダ症

治療

- 抗真菌薬の外用療法を実施する。
- 本症は尿や便の刺激, おむつ着用による皮膚の高温・多湿な環境が大きな要因となっているため, これらを改善させる必要があった。おむつ交換回数を増やす, 下痢症状などがあればその治療を行うなど, 皮膚環境を整えるためのケアが必要である。
- 本症例は, ケトコナゾールクリームによる外用療法を行った。あわせて, おむつ交換回数を増やすことにより, 患部の皮膚環境を整える工夫を行った。2週間ほどの治療で, 症状は改善した。

> **ここがPOINT**
>
> 検体を採取する際は,
> 外用剤を使用していない状態で行いましょう
>
> 　入院病棟や高齢者入所施設においては, 様々な軟膏処置などが実施されている可能性が高いものです。しかし, 患部に軟膏が付着している状態では, KOH検査で真菌要素を確認することは困難です。正しい診断のために, 外用剤を使用していない状態で検体を採取しましょう。おむつ交換時など時間を改めて診察することも大切です。

第 6 章　陰部

臨床でみる頻度 ★★★　　診断治療の難易度 ★☆☆

Case No.37　陰部がかゆく，白い垢がついている

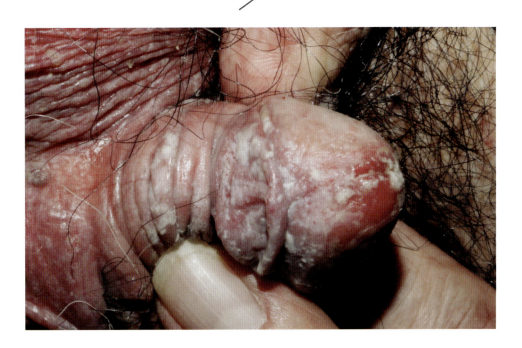

81歳，男性　糖尿病（HbA1c 12.3%）のためインスリン投与中

【現病歴】
　1カ月前より陰部にかゆみを生じ，ステロイドを外用していた。

【初診時所見】
　包皮，環状溝，亀頭部にかけて白苔を有す紅斑がみられた。

No.37

想定される疾患

●カンジダ性亀頭包皮炎　●その他の要因による亀頭包皮炎　●性器ヘルペス

やることは

● KOH 直接鏡検　　　　　　　　　⇐ カンジダ性亀頭包皮炎を疑う
● 発赤腫脹, 排膿などの有無を確認　⇐ 細菌性, 刺激性の亀頭包皮炎を否定する
● 浮腫性紅斑や水疱の有無を確認　　⇐ 性器ヘルペスを否定する
● 基礎疾患についての問診　　　　　⇐ 皮膚粘膜カンジダ症を疑う

診断のヒント 臨床ではココを診る

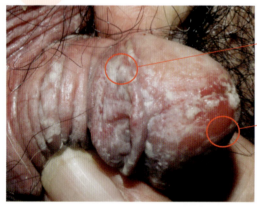

白苔

膜様に浮いて来た鱗屑

白苔も鱗屑も採取する

ここがPOINT

陰部のカンジダ症を発症している患者では基礎疾患を確認する

　多くの場合, 糖尿病などの基礎疾患や長期臥床がある。本症例のような所見があったら, いまいちど基礎疾患を確認しておきましょう。

第6章　陰部

診断

鏡検

■ KOH検査所見（×400）

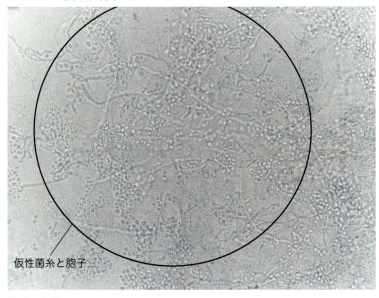

仮性菌糸と胞子

検体：白苔

多数の仮性菌糸と胞子が集簇している

> **Answer**
> 臨床症状…亀頭や包皮の鱗屑・紅斑がみられる
> 鏡　検……多数の仮性菌糸を認める
>
> 以上のことから，診断は
> ## カンジダ性亀頭包皮炎
>
> おさらい ▶ 皮膚真菌症マニュアル P.78

治療

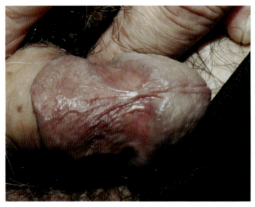

イトラコナゾール内服後2週

白苔は消失した

■ **治療の考えかた**
・抗真菌薬の外用療法が第1選択となる。重症例にはイトラコナゾールの内服を併用する。
・女性の外陰部カンジダ症の場合はアゾール系抗真菌薬の腟内投与を行う。
・約2〜4週ごとに改善するまで定期通院させる。

■ **本症例の治療経過**
①イトラコナゾールの内服を2週とラノコナゾールの外用を4週で治癒した。
②生活指導
・1日1回入浴後にラノコナゾールを広めに外用させた。
・皮膚を清潔に保つため、よく泡立てた石鹸で優しく洗い、湿潤な環境を防ぐため、洗った後はしっかりタオルで水分を拭き取るよう指導した。

■ **治療経過，治療方針の変更**
⇒ **2週の外用ですんなり良くなった時**
　KOH検査で陰性を確認し、治療終了とする。
⇒ **副作用が起きた時**（外用抗真菌薬による接触皮膚炎の場合）
　使用中の抗真菌薬を中止し、2週程度ステロイド軟膏を外用する。改善後、別の外用抗真菌薬を使用する。
⇒ **外用開始後2週の時点で、改善傾向がみられなかった時**
　内服抗真菌薬へ変更する。また、刺激性の亀頭包皮炎の可能性をもう一度考えて治療する必要もある。

> **著者からひとこと！**
> ● 外陰部カンジダ症は性感染症の側面もあり、本症を繰り返す場合、再発予防にはパートナーの治療も必要となるので注意が必要です。

chapter 7

第 7 章

上肢・下肢

第 7 章　上肢・下肢

臨床でみる頻度 ★☆☆　　診断治療の難易度 ★★★

Case No.38　腕に生じた赤い発疹がステロイドで良くならない

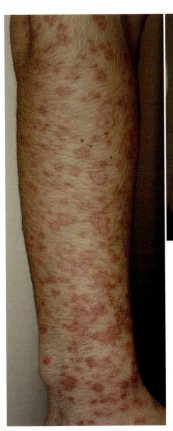
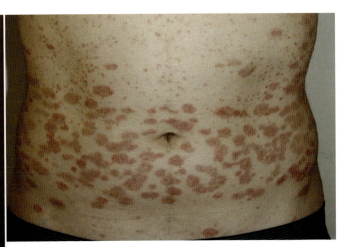

30歳, 男性, 会社員　ネコ2匹を飼育している

【現病歴】
　数カ月前より四肢・体幹に小紅斑に小膿疱を伴う皮疹が多発した。近医を受診したところ類乾癬と診断され, ステロイドの外用・内服と紫外線照射で治療を受けたが, 皮疹は拡大したため当院を受診した。

【初診時所見】
　上肢を中心に, 全身に小豆大～母指頭大の類円形紅斑と, 疼痛を伴う膿疱が多発していた。紅斑は軽度鱗屑を伴い, 一部に毛包一致性膿疱を認めた。

No.38

想定される疾患

● 膿疱性乾癬　● 角層下膿疱症　● ステロイド誤用による体部白癬（異型白癬）

やることは

● KOH 直接鏡検　⟵ 異型白癬を疑う
● 皮膚生検　⟵ 膿疱性乾癬や角層下膿疱症を否定する
● 足白癬や爪白癬の有無について確認　⟵ 他の部位からの白癬の波及の可能性を考える
● ペットの飼育についての問診　⟵ ペット由来の真菌感染の可能性を疑う

診断のヒント 臨床ではココを診る

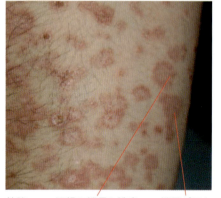
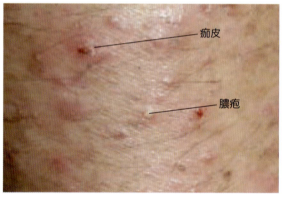

前腕　辺縁に鱗屑や膿疱を伴う環状紅斑　鱗屑が目立たない紅斑　　前腕　痂皮　膿疱

■ 足白癬や爪白癬がないか診察する
　足や爪には症状はなかった。

■ ペットの飼育についての問診
　ペットショップで購入した猫2匹を飼育している。

飼いネコから感染したのでは…？

ここがPOINT

動物から感染した真菌症

　動物好性菌は感染力が強いので，頭部にも脱毛がないか，鱗屑がないか診察します。症状がなくても頭部白癬（健康保菌者）のことも多いので，皮疹部の検査に加え，頭部のヘアブラシ培養も行うことが大切です。

第7章　上肢・下肢

診断

鏡検
■パーカーインク KOH 検査所見
（×400）

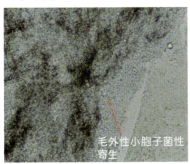

毛外性小胞子菌性寄生

検体：腕の産毛
紅斑の KOH 検査で真菌要素ははっきりしなかった

> Answer
> 臨床症状…膿疱を伴う紅斑がみられる
> 鏡　検……生毛のパーカーインク KOH 検査にて胞子を認める
>
> 以上のことから，診断は
> **ステロイド誤用による**
> **異型白癬**
> （急性汎発性浅在性白癬）

培養
■平板培養所見
（SDA, 27℃, 4週間）

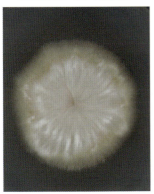

中心がビロード状，辺縁が絨毛状で黄白色の集落を呈する

■スライド培養 LPCB 染色所見
（SDA, 25℃, 4週間, ×400）

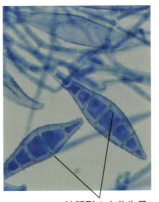

紡錘形の大分生子

――以上のことから，原因菌は――
Microsporum canis

おさらい ▶ 皮膚真菌症マニュアル P.68

感染源の精査と対応

獣医で1匹は天疱瘡，1匹は真菌症と診断され治療を受けていた。ヘアブラシ培養を行ったところ，2匹とも陽性であった。

原因となったネコの治療を行うことも重要です。獣医には患者を通じ「ネコカビ」であったことを伝え，完治させてもらいましょう

■ネコのヘアブラシ培養所見

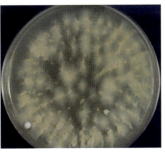

黄白色絨毛状の集落を呈する

No.38

治療

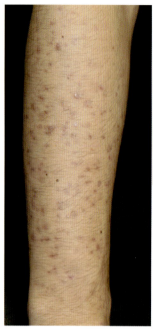
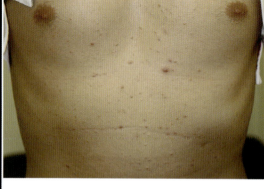

（写真は，横山華英，木村有太子，栗原麻菜，ほか：膿疱性乾癬様皮疹を呈した *Microsporum canis* による急性汎発性浅在性白癬，皮病診療 41; 549-552, 2019 より転載）

治療後 4 週

■ **治療の考えかた**
- 膿疱や小膿瘍を形成するなど炎症が強い場合，ステロイド外用による異型白癬では抗真菌薬の内服と外用の併用を行う。
- 1 カ月の時点で，良くなっていなかった時は，イトラコナゾールからテルビナフィンへ内服を変更し，外用もルリコナゾールなどへ変更する。

■ **本症例の治療経過**
① イトラコナゾール 200 mg/日の内服と 1 日 2 回ケトコナゾールクリームの外用
- 同治療を 4 週継続したところ，皮疹は色素沈着を残して改善した。KOH 検査で陰性を確認し，治療を終了とした。
② 生活指導
  ネコと触れ合ったあとは，手洗いをする。床，カーペットの掃除を毎日行う。

著者からひとこと！

- 本症例は初診時に施行した KOH 検査において陰性であり，その後も何度か KOH 検査をしていましたがやはり陰性でした。難治性皮疹に対しては，繰り返し KOH 検査が必要であることを再確認した症例でした。
- *M. canis* 感染症は，臨床像の多様化が指摘され，多形紅斑，乾癬，脂漏性皮膚炎，貨幣状湿疹，ジベルばら色粃糠疹などと鑑別が必要な場合もあります。また，ステロイドの外用や内服療法により修飾を受けると異型白癬の像を呈することがあり，さらに診断に難儀することがあるので注意が必要です。

第 7 章　上肢・下肢

臨床でみる頻度 ★☆☆　　診断治療の難易度 ★★★

Case No.39　左腕にケロイドのような発疹ができ，拡大してきた

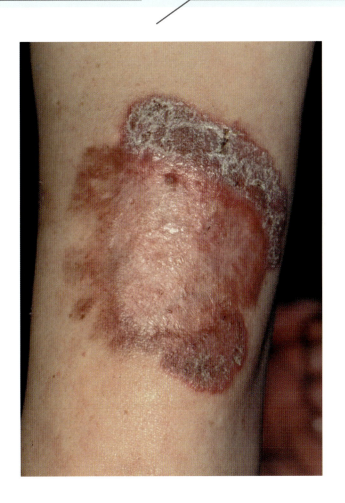

56歳，男性，豆腐店を経営　東京都在住，基礎疾患なし

【現病歴】
　2〜3年前に左上腕の皮疹に気づいた。遠心性に拡大してきたため受診した。

【初診時所見】
　左上腕伸側に 7×10 cm の境界明瞭で，一部に鱗屑・痂皮を伴う浸潤性紅斑局面を認める。自覚症状はない。

No.39

想定される疾患

- 皮膚疣状結核, 非結核性抗酸菌症など感染性肉芽腫
- サルコイドーシス, 異物肉芽腫など非感染性肉芽腫
- 黒色分芽菌症など深在性皮膚真菌症
- ボーエン病, 有棘細胞癌など皮膚腫瘍

やることは

- KOH 直接鏡検（痂皮） ← 黒色分芽菌症を疑い, 硬壁細胞 sclerotic cell の有無を調べる
- 皮膚生検 ← 悪性腫瘍・サルコイドーシスを除外する
- 真菌培養（痂皮・生検組織） ← 黒色分芽菌症を疑う
- 結核菌培養 ← 皮膚疣状結核, 非結核性抗酸菌症を疑う

診断のヒント 臨床ではココを診る

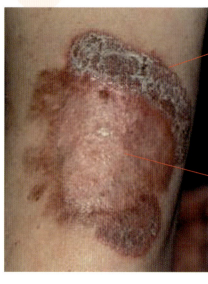

鱗屑・痂皮
黒色分芽菌症であればこの中に菌が多数みられるので検体はここから採取する

中心治癒傾向
黒色分芽菌症ではこのような臨床像を呈することも多く, 頑癬様とも称される（中心部が治癒するのは何らかの免疫現象によるものと考えられる）。

第7章　上肢・下肢

診断

鏡検
■ KOH 検査所見（×400）

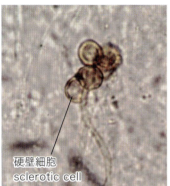

強拡大で褐色の胞子様構造物を丹念に探す

硬壁細胞
sclerotic cell

褐色・厚壁で，複数の隔壁をもつ大型細胞。石垣状細胞（muriform cell）と呼ばれることもある
検体：痂皮

Answer
臨床症状…鱗屑・痂皮を伴う浸潤紅斑がみられる
鏡　検……褐色・厚壁の sclerotic cell を認める

以上のことから，診断は

黒色分芽菌症

ここが POINT

黒色分芽菌症
　近年日本では珍しい疾患で，かつ臨床像が多様であることから，診断には悩みます。ただし，本症例においては好発部位でした。
　好発部位：男性…上肢＞下肢＞殿部＞体幹＞顔面
　　　　　　女性…顔面＞上肢＞下肢＞殿部・体幹

培養
■ 斜面培養（初代培養）所見
（SDA, 25 ℃, 4 週間）

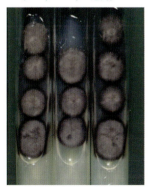

黒色綿毛状の集落を形成した（なるべく多めに培養する）

病理
■ H&E 染色所見（×400）

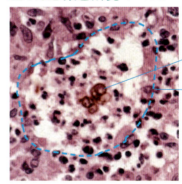

褐色の sclerotic cell
微小膿瘍

sclerotic cell は微小膿瘍や巨細胞内にみられる
検体：浸潤性紅斑部の皮膚生検

── 以上のことから，原因菌は ──

***Fonsecaea pedrosoi* complex**

おさらい ▶ 皮膚真菌症マニュアル P.218

145

治 療

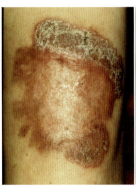 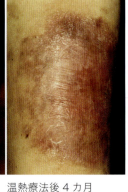

治療開始前　　　　温熱療法後4カ月

（写真は、Hiruma M, Kawada A, Yoshida M, et al. : Hyperthermic treatment of chromomycosis with disposable chemical pocket warmers. Report of a successfully treated case, with a review of the literature. Mycopathologia 122; 107-114, 1993 より転載）

■治療の考えかた

- 可能であれば外科的に切除するのが第1選択である。菌が手術創内に落下しないように病巣部に医療用フィルムを貼り、病変辺縁から5mm離して切除する。
- 内服療法には、イトラコナゾール、テルビナフィン、フルコナゾールなどがあるが、有効率が低いため、内服療法と局所温熱療法の併用も選択肢となる（高温では発育しない菌種もある）。
- 内臓への転移も想定し、CT, MRIを含めた全身精査と血中 β-D-グルカンの測定を行う。内臓転移が疑われた場合は他科にコンサルトする。
- 少なくとも2年間経過をみて治癒判定をする。

■本症例の治療経過

- 古い症例のため、当時有効な薬剤が開発されておらず、切除・植皮を勧めたが入院できないとのことで温熱療法を選択
- 使い捨てカイロを弾性包帯で固定し、低温やけどに注意しながら24時間装着させた。
- 1カ月後に改善を認め、4カ月で瘢痕治癒し、その後2年再発を認めない。

> **著者からひとこと！**
>
> - 現在は、有効な可能性もある薬剤も開発されています。*F. monophora* に対する MIC90（mg/mL）(文献1) は、イトラコナゾール 0.125 ／ボリコナゾール 0.125 ／ポサコナゾール 0.063 ／イサブコナゾール 0.25 となっています。
> - 古い教科書に *F. pedrosoi* と書いてあるものが、分子生物学的に再検討したところ、日本では主に *F. monophora* だとわかりました(文献2)。

文献1）Najafzadeh MJ, Badali H, Illnait-Zaragozi MT, et al. : *In vitro* activities of eight antifungal drugs against 55 clinical isolates of *Fonsecaea* spp. Antimicrob Agents Chemother 54; 1636-1638, 2010
文献2）Yaguchi T, Tanaka R, Nishimura K, et al. : Molecular phylogenetics of strains morphologically identified as *Fonsecaea pedrosoi* from clinical specimens. Mycoses 50; 255-260, 2007

第7章 上肢・下肢

臨床でみる頻度 ★☆☆　診断治療の難易度 ★★★

Case No.40　手首が赤く腫れている

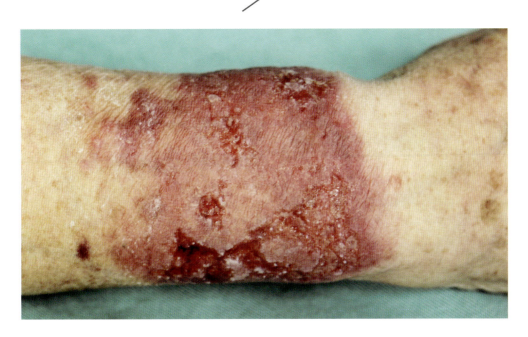

85歳, 女性　天草の海辺に居住し, 基礎疾患なし

【現病歴】
　1カ月前に右前腕伸側に紅斑が出現し, 近医内科でステロイドを外用されたが, 病変は拡大した。外傷歴はなかった。

【初診時所見】
　右前腕に痛みのある虫喰い状の潰瘍を伴う浸潤紅斑を認める。

想定される疾患

- 深在性真菌症
- 創感染症
- 非定型抗酸菌症などの肉芽腫様疾患

やることは

- 直接鏡検　　　　　← 真菌症を疑う
- 浸出液・組織の培養　← 細菌感染を否定し, 原因菌種を同定する
- 皮膚生検　　　　　← 肉芽腫様疾患を否定し, 深在性真菌症を疑う

No.40

診断

鏡検
■ パーカーインク KOH 検査所見（×100）

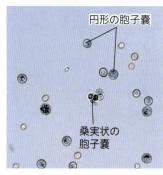

検体：潰瘍の浸出液

培養
■ 平板培養所見（SDA, 25 ℃, 7 日間）

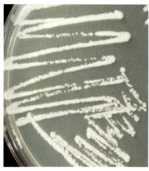

白色酵母様集落

■ スライド培養 LPCB 染色所見（PDA, 25 ℃, 7 日間, ×400）

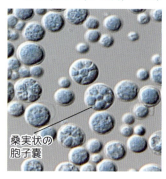

桑実状の胞子嚢

病理
■ PAS 染色所見（×400）

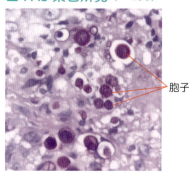

検体：浸潤紅斑からの生検標本

Answer

臨床症状…虫喰い状の潰瘍を伴う紅斑局面がみられる
鏡　検 ……円形, 桑実状の胞子嚢を認める
病　理 ……PAS 染色陽性の胞子を認める

以上のことから, 診断は
プロトテカ症

— 以上のことから, 原因菌は —
Prototheca wickerhamii

おさらい ▶ 皮膚真菌症マニュアル P.237

治療

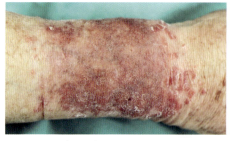

イトラコナゾール内服後 4 週

- 皮膚型プロトテカ症にはイトラコナゾールまたはフルコナゾールなどの経口抗真菌薬を用いる。
- 本症例は, イトラコナゾール 200 mg/日の内服を 2 カ月行って治癒した。2 年後まで再発はなかった。

（写真は, Inoue M, Miyashita A, Noguchi H, et al. : Case report of cutaneous protothecosis caused by *Prototheca wickerhamii* designated as genotype 2 and current status of human protothecosis in Japan. J Dermatol 45; 67–71, 2018 より転載）

第7章　上肢・下肢

臨床でみる頻度 ★☆☆　　診断治療の難易度 ★★★

Case No.41　**手首が赤く腫れている**

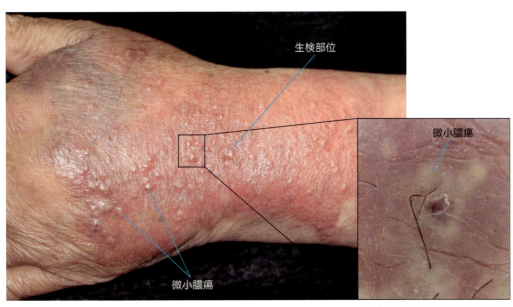

（微小膿瘍がみられる）病変部のダーモスコピー所見（×20）

80歳, 男性, 農業　基礎疾患なし

【現病歴】
　2週前に左前腕の紅斑に気づいた。四肢・体幹の慢性湿疹のため左前腕にもステロイド外用歴がある。

【初診時所見】
　左前腕伸側の境界明瞭な浸潤性紅斑で表面に微小膿瘍を認める。自覚症状はない。

想定される疾患

● 慢性湿疹　● 膿皮症　● 深在性真菌症

やることは

● 直接鏡検　⟵　慢性湿疹を否定し, 皮膚感染症を疑う
● 皮膚生検　⟵　深在性真菌症を疑う

診断

鏡検
■ KOH 検査所見（×400）

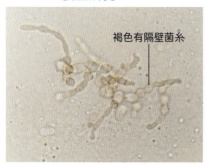

検体：微小膿瘍の穿刺液

病理
■ H&E 染色所見（×800）

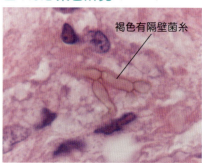

検体：微小膿瘍の生検標本

培養
■ 平板培養所見（SDA, 25 ℃, 4 週間）

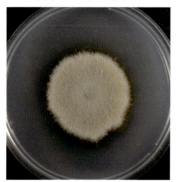

灰白色ビロード状の集落

> **Answer**
> 臨床症状…微小膿瘍を伴う浸潤性紅斑がみられる
> 鏡　検……褐色有隔壁菌糸を認める
>
> 以上のことから，診断は
> ## 皮膚黒色菌糸症
>
> おさらい ▶ 皮膚真菌症マニュアル P.216

—— 以上のことから，原因菌は ——
Exophiala oligosperma

治療

- イトラコナゾールまたはテルビナフィンなどの経口抗真菌薬を用いる。
- 本症例は，テルビナフィン 125 mg/日の内服を 6 週行い症状は改善したため内服を中止した。
- β-D-グルカン値（<20 pg/mL）は治療開始時の 272 pg/mL から内服後 6 週で 97 pg/mL に低下し，9 カ月後には正常化した。

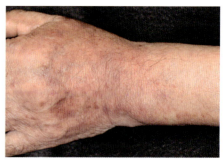

テルビナフィン内服後 6 週

（写真は，Noguchi H, Matsumoto T, Kimura U, et al. : Empiric antifungal therapy in patients with cutaneous and subcutaneous phaeohyphomycosis. J Dermatol 49; 564–571, 2022 より転載）

第7章　上肢・下肢

臨床でみる頻度 ★★☆　　診断治療の難易度 ★★☆

Case No.42 手指先端からおできが徐々に腕に広がってきた

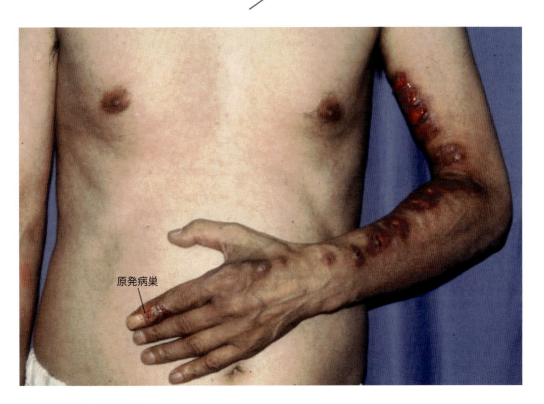

原発病巣

62歳, 男性, 会社員

【現病歴】
　左第2指先端にバラの棘を刺し，その後傷が治らず，リンパ管の走行に沿って，数珠状に3カ月ほどかかって上腕にまで結節が拡大した。

【初診時所見】
　左第2指から左上腕にかけて紅色結節を列序性に認め，個々の紅色結節の一部は中央が潰瘍化している。かゆみや痛みはない。

No.42

想定される疾患

- 非結核性抗酸菌症, 皮膚結核　●化膿性リンパ管炎　●黒色分芽菌症
- スポロトリコーシス(リンパ管型)　●有棘細胞癌

やることは

- スポロトリキン反応, ツベルクリン反応　← スポロトリコーシス, 皮膚結核の可能性を考える
- 痂皮および分泌液の塗抹標本(PAS染色, グラム染色, チールネルゼン染色)　← 感染症の場合, 迅速に原因菌を推定できる
- 痂皮, 分泌物, 生検組織からの細菌, 真菌, 結核菌, 非結核性抗酸菌の培養　← 感染症の場合, 原因菌の分離・同定ができる
- 病理検査(生検組織)　← 病理組織で原因菌を認めれば診断が確定し, 有棘細胞癌を除外できる

スポロトリコーシスの診断において, スポロトリキン反応は極めて特異性が高いのですが, 診断用試薬として認可されておらず, 保険適用外であり, 供給も不安定です

おさらい ▶ 皮膚真菌症マニュアル P.95

診断のヒント　臨床ではココを診る

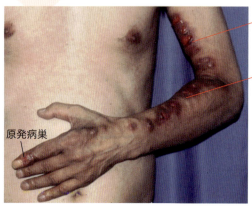

原発病巣

皮下結節は柔らかく, 自壊して潰瘍化している

リンパ管の走行に沿って拡大した結節(生検部位)

スポロトリコーシスであれば, 潰瘍からの浸出液, 痂皮中に菌がたくさん存在するため, 塗抹標本(PAS染色)および培養の検体として重要である(菌は小さいのでKOH検査では見えない)。また, リンパ管に沿って拡大した結節は, 診断を鑑別するにあたり大切である

第7章　上肢・下肢

診断

病理

■ PAS染色所見（×400）

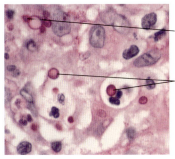

― 分芽胞子

― 真皮の肉芽腫内に輪郭が赤く染まるリング状の胞子

検体：生検標本

■ H&E染色所見（×400）

エオジン好性に星状に染まる星芒体 asteroid body。菌体は染色されない

検体：生検標本

培養

■ 斜面培養（初代培養）所見
（SDA, 25℃, 4週間）

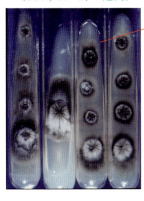

― 灰黒色で湿性の集落が多数生じた

■ 平板培養（継代培養）所見
（SDA, 25℃, 4週間）

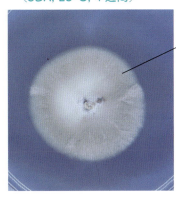

― 集落は灰白色湿性で，中央では放射状の雛襞を生じてやや隆起する

スポロトリコーシスは黒色真菌感染症と違って，継代すると色素産生能を失う

■ スライド培養 LPCB 所見
（PDA, 25℃, 1週間, ×400）

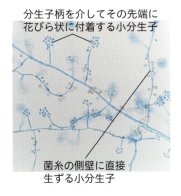

分生子柄を介してその先端に花びら状に付着する小分生子

菌糸の側壁に直接生ずる小分生子

Answer

臨床症状…リンパ管の走行に沿った結節がみられる
病　理……PAS陽性胞子，星芒体を認める

以上のことから，診断は

スポロトリコーシス
（皮膚リンパ管型）

おさらい ▶ 皮膚真菌症マニュアル P.212

― 以上のことから，原因菌は ―

Sporothrix schenckii complex

おさらい ▶ 皮膚真菌症マニュアル P.209

No.42

治療

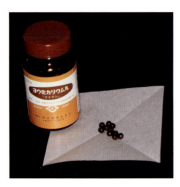

ヨウ化カリウム丸（日医工）50 mg

■治療の考えかた
・第1選択は，ヨウ化カリウムの内服であるが，ヨウ化カリウムの内服と局所温熱療法の併用が確実である。

■治療経過，治療方針の変更
①治療開始後2～3週で，病変は乾燥・縮小
②5～6週で，落屑・痂皮が消失
③6～8週で，瘢痕化
⇒よく観察し，上記の経過で遅いと判断された時
熱源（カイロなど）をしっかり当てているかを患者に確認する。

■本症例の治療経過
①病変部が広範囲であったため局所温熱療法は適用しにくく，ヨウ化カリウムの内服療法を行った
・治療開始後4週で病変は乾燥・痂皮化し縮小した。
・8～10週までには落屑・痂皮は消失し，すべての病変は瘢痕化した。
・この時点からさらに治療を4週継続したのち終了した。
・1年後も再発は認めず，完治と判断した。
②生活指導
　病変部は入浴時によく暖め，石鹸洗浄する。冷やさないようにする。

著者からひとこと！

● 日本で，スポロトリコーシスを臨床で診る頻度は減少しました。若い先生で本症を診たことのある方は皆無でしょう。でも，まったくなくなったわけではありませんよ。
● スポロトリコーシスの診断は，他の深在性皮膚真菌症の診断の基本となるものなので，きちんと整理して頭の隅に入れておきましょう。治療は，診断さえ正しくできれば難しいものではありません。

第 7 章　上肢・下肢

臨床でみる頻度 ★★☆　　診断治療の難易度 ★★☆

Case No.43　膝の赤い発疹とかさぶた

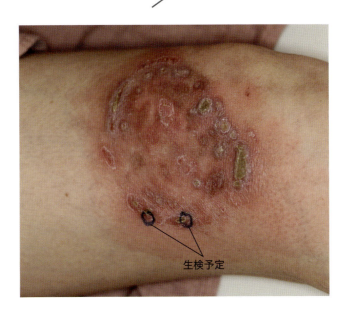

生検予定

20 歳, 女性, 大学生

【現病歴】
　2 カ月前からかゆみを伴う膝の紅斑と鱗屑とがあり, 近医で湿疹と診断されステロイド外用をしていたが, 悪化したため壊疽性膿皮症を疑われ当院を受診した。

【初診時所見】
　右膝上に手掌大の浮腫性紅斑, 環状の配列を示す壊死組織のある皮膚潰瘍が多発していた。

想定される疾患

- ステロイド誤用による異型白癬　●膿痂疹　●壊疽性膿皮症

やることは

- KOH 直接鏡検　⇐　白癬を疑う
- 一般細菌培養　⇐　細菌感染を否定する
- 皮膚生検　⇐　壊疽性膿皮症を否定する

No.43

診断

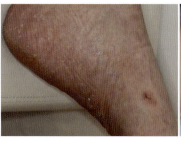
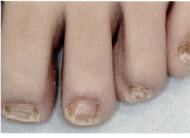

足(左)に鱗屑,足爪(右)に混濁と肥厚を認めた

> 壊疽性膿皮症を疑った紹介状のため皮疹のある膝周囲のみを診察した。皮膚生検時の脱靴により足底に鱗屑,足爪に混濁と肥厚を認め,初めて膝の異型白癬を疑った。

鏡検
■ KOH検査所見（×200）

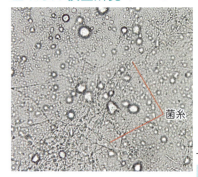

検体：紅斑部の鱗屑

Answer
鏡 検 ……膝上の紅斑と足・足爪より菌糸を認める

以上のことから,診断は
異型白癬（＋足白癬＋爪白癬）

――― 平板培養・スライド培養を行い,形態学的に原因菌は ―――
Trichophyton rubrum　　おさらい ▶ 皮膚真菌症マニュアル P.60

治療

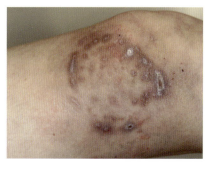

治療後1カ月

- 膝の異型白癬だけなら抗真菌薬の外用のみでよいが,爪白癬もあるので内服も併用する。
- 本症例は,テルビナフィンの6カ月内服と,足と膝にはルリコナゾールクリームの2カ月外用で治療した。

診察は皮疹部位だけでなく,広く行うことが大切ですね。

著者からひとこと！

- 紹介状の印象が強く,はじめに異型白癬が思いつかなかった症例です。紹介状の診断名に惑わされず,自分でしっかり鑑別しましょう。
- 足白癬と爪白癬に気がついたので生検前に膝からKOH検査を行い診断に至りました。

第 7 章　上肢・下肢

臨床でみる頻度 ★☆☆　　診断治療の難易度 ★★★

Case No.44　すねにコブができた。痛い

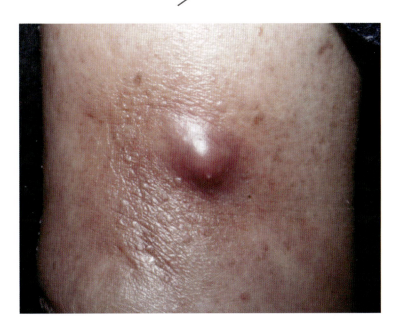

78 歳, 男性, 元教師　膀胱癌の化学療法中で糖尿病を合併している

【現病歴】
　10 日前に右下腿に腫瘤を生じた。外傷歴はなかった。

【初診時所見】
　右下腿内側下端に 23×15 mm の波動を触れる囊腫を認め, 発赤, 腫脹, 疼痛を伴う。
　鼠径リンパ節の腫脹はない。

想定される疾患

- 粉瘤　●膿瘍　●深在性真菌症

やることは

- 穿刺液の塗抹・直接鏡検　⇐　粉瘤・膿瘍を除外し, 真菌症を疑う
- 穿刺液の培養　⇐　細菌感染・真菌感染を疑う
- 皮膚生検・組織培養　⇐　深在性真菌症を疑う

No.44

診断

鏡検
■ ギムザ染色所見（×400）

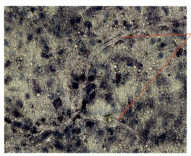

検体：囊腫の穿刺液

無色の菌糸
褐色の菌糸

病理
■ フォンタナ・マッソン染色所見（×800）

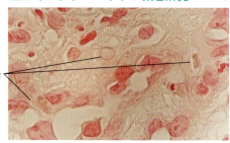

検体：生検標本
H&E染色で菌糸を認めなかった。メラニン産生の少ない菌にはフォンタナ・マッソン染色が有用である

培養
■ 平板培養所見
（SDA, 25℃, 2週間）

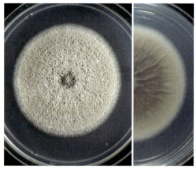

表面（左）は絨毛状灰白色集落，裏面（右）は色素沈着を呈する

Answer
臨床症状…炎症を伴う囊腫がみられる
鏡　検……大小不同の菌糸を認める
病　理……褐色の菌糸を認める

以上のことから，診断は
皮下黒色菌糸症

―― 以上のことから，原因菌は ――
Pleurostomophora richardsiae

治療

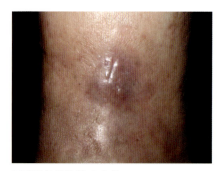

局所温熱療法後4カ月

・切除できない場合は，アゾール系経口抗真菌薬を投与する。
・本症例は，全身状態が悪いため使い捨てカイロを用いた局所温熱療法を2カ月実施し，その後，アムホテリシンBの局注を2週ごとに6回行った。治療後5カ月で培養陰性となった。しかし5カ月後に膀胱癌のため死亡した。

（写真は，Noguchi H, Hiruma M, Matsumoto T, et al. : Subcutaneous cystic phaeohyphomycosis due to *Pleurostomophora richardsiae*. J Dermatol 44; e62-e63, 2017 より転載）

第 7 章　上肢・下肢

臨床でみる頻度 ★☆☆　　診断治療の難易度 ★★★

Case No.45　くるぶしのキズが大きくなった

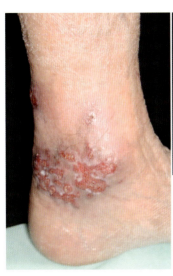
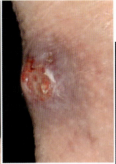
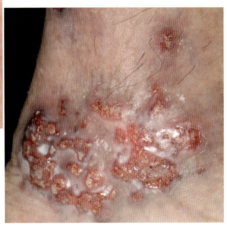

87歳，男性　慢性腎不全で透析導入中　趣味は家庭菜園

【現病歴】
　左足内果に擦過傷を形成したため，透析病院でステロイド外用剤やスルファジアジン銀（ゲーベン®）クリームを処方されていたが，傷が拡大したため当院を受診した。

【初診時所見】
　左足内果の 5×8 cm 大のやや隆起した易出血性紅斑に痂皮の付着した小潰瘍が多発しており，その上方に 2 cm 大の結節を認めた。

想定される疾患

- スポロトリコーシス
- 有棘細胞癌
- 壊疽性膿皮症
- 非結核性抗酸菌症

やることは

- 土壌に接触するか問診　← スポロトリコーシスを疑う
- 外傷歴の問診　← スポロトリコーシスを疑う
- 皮膚生検　← 有棘細胞癌，壊疽性膿皮症を否定する
- 組織の培養　← 非結核性抗酸菌症，真菌症を考える

診断

病理
■ PAS 染色所見（×400）

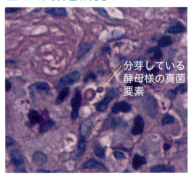

分芽している酵母様の真菌要素

検体：結節部

患者の趣味は家庭菜園で，受傷した擦過傷が治らないとのこと。外傷を契機に土壌から感染したと考えた。

培養
■ 平板培養所見（SDA 培地，25 ℃，4 週間）
　灰白色で中央に皺状を呈する集落を認めた。
■ スライド培養 LPCB 染色所見
　分生子は，ほぼ無色で円形ないし楕円形を呈し菌糸側面から直接生じるものと，菌糸の分生子柄先端に着生し花弁状を呈するものの 2 種類が認められた。

—— 真菌培養の結果，原因菌は ——

***Sporothrix schenckii* complex**

Answer
臨床症状…多発潰瘍・結節がみられる
病　理……PAS 染色では真皮に赤紫色に染色された酵母様の真菌要素を認める

以上のことから，診断は
固定型スポロトリコーシス

おさらい ▶ 皮膚真菌症マニュアル P.72

治療

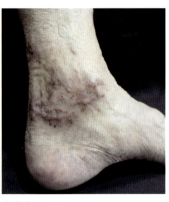

治療後 4 カ月

・ヨウ化カリウムおよび抗真菌薬の内服，またはカイロで病巣を 39 〜 42 ℃程度に保つ局所温熱療法も行われている。
・本症例は，カイロを 1 日 2 時間圧締する温熱療法のみ行い開始後 4 カ月で治癒させることができた。瘢痕は残った。低温熱傷に気をつける。

著者からひとこと！

● 治療が不十分であるとすぐ再発することがあり，最低でも 1 年間は再発の有無を確認する必要があります。
● 本症は高温多湿の地域に多く，日本では関東・九州に症例の集積がみられます。近年，報告は減少し，まれな疾患となりつつありますが私は 2 例経験しています。農業従事者や家庭菜園などの趣味をもつ人の難治性の皮疹では本症も起こりうるので注意しましょう。

（写真は，木村有太子，木下綾子，伊勢友加里，ほか：左足関節部に生じた皮膚スポロトリコーシス．皮病診療 35; 1069–1072, 2013 より転載）

chapter 8

第 8 章

手

第 8 章　手

臨床でみる頻度 ★☆☆　診断治療の難易度 ★★☆

Case No.46　手首にかゆくて赤い線ができた

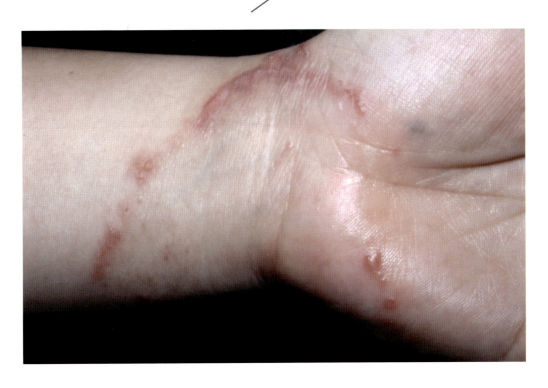

44歳, 女性, 主婦　基礎疾患なし　3年前からペットとしてモルモットを飼育している

【現病歴】
　1カ月前より左手首に発疹が生じた。

【初診時所見】
　左手首に, 堤防状に隆起し一部水疱を形成する環状紅斑があり, かゆみを伴う。

No.46

想定される疾患

●接触皮膚炎（植物への接触）　●虫刺症（アリガタハネカクシによる線状皮膚炎）
●白癬

やることは

●直接鏡検　　　　　　　　⬅　接触皮膚炎・虫刺症を否定し，白癬を疑う
●ステロイド外用歴の問診　⬅　異型白癬を考える

診断のヒント　臨床ではココを診る

■炎症の強い環状紅斑

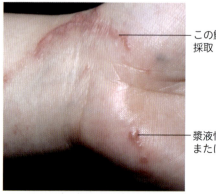

この鱗屑を採取

漿液性丘疹または水疱

中心治癒傾向があり遠心性に拡大する

■患者が飼育しているモルモット

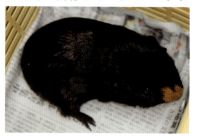

モルモット（げっ歯類）は，T. mentagrophytes, T. benhamiae, T. erinacei など動物好性白癬菌に感染していることがあり，ヒトが動物好性菌に感染すると強い炎症を生じる

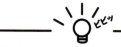

動物（モルモット）と接触する部位に環状紅斑の発症がみられる
→　ペットからの感染かも…。

第8章　手

診断

鏡検
■パーカーインク KOH 検査所見
　（×400）

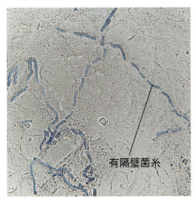

有隔壁菌糸

検体：鱗屑

Answer
臨床症状…手首の環状紅斑がみられる
鏡　検……有隔壁菌糸を認める

以上のことから，診断は
手白癬

培養
■患者の分離菌の平板培養所見
　（SDA, 25 ℃, 4 週間）

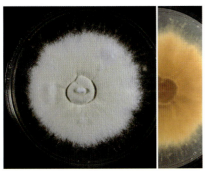

表面（左）は白色粉末状，裏面（右）は黄褐色を呈した集落

■モルモットの分離菌の平板培養所見
　（SDA, 25 ℃, 4 週間）

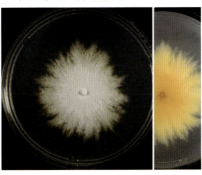

表面（左）は白色粉末状を，裏面（右）は黄褐色を呈した集落

ここが POINT

T. benhamiae と *T. mentagrophytes* は形態学的に区別が難しい

　Trichophyton benhamiae は *T. mentagrophytes* から分枝した種で形態学的には区別がつきません．分離菌から DNA を抽出して，rDNA ITS 領域の遺伝子配列の相同性を調べて同定します．
　患者とモルモットの分離菌の rDNA ITS 領域の遺伝子配列は *T. benhamiae* の基準株（ATCC 28063）と 100％（303/303bp）の相同性がありました．

― 以上のことから，原因菌は ―

Trichophyton benhamiae　　おさらい ▶ 皮膚真菌症マニュアル P.82

165

治 療

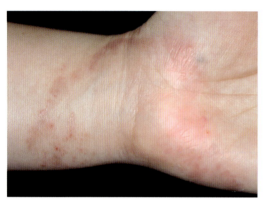
治療後 2 週

■ 治療の考えかた
- 外用抗真菌薬の単独使用，またはテルビナフィンやイトラコナゾールを1カ月併用する．
- ペットも動物病院で治療を受けさせる．

■ 本症例の治療経過
① テルビナフィン 125 mg/日の内服と，リラナフタートの外用後2週にかゆみが消失し，1カ月後に治癒した．
② ペットのモルモットは獣医師が経口抗真菌薬で治療した．

著者からひとこと！
- *T. benhamiae* による白癬は，モルモット，マウス，ウサギ，チンチラ，デグーなどエキゾチックアニマルから感染します．
- 本症は，イヌ，ネコ，トリ以外のエキゾチックアニマルをペットにする生活習慣の変化で生じた新興感染症です．
- ペットの治療については，獣医師のホームページで治療可能な病院を検索できます．

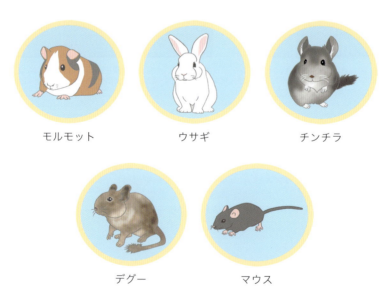

モルモット　ウサギ　チンチラ

デグー　マウス

第 8 章　手

臨床でみる頻度 ★☆☆　　診断治療の難易度 ★★★

Case No.47　手の甲にコブができた

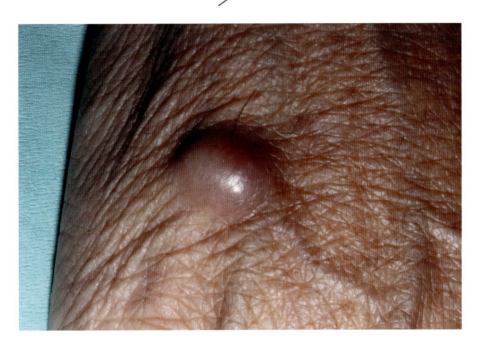

68 歳, 男性, 農業　2 年前から透析を受けている

【現病歴】
　2 年前に腎細胞癌切除後に, 透析が導入された。1 カ月前に右手背の 10 mm 大の腫瘤に気づいた。外傷歴はない。

【初診時所見】
　右手背に 11×13 mm の皮下腫瘤を認める。炎症はなく, 自覚症状もない。

想定される疾患

- 粉瘤, 脂肪腫, 神経線維腫などの良性腫瘍　●膿瘍　●皮下黒色菌糸症

やることは

- 穿刺吸引細胞診　⇐　良性腫瘍・膿瘍を除外する
- 皮膚生検　⇐　深在性真菌症を疑う

No.47

診断

鏡検
■ KOH 検査所見（×400）

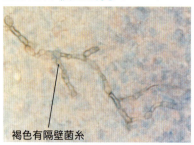

褐色有隔壁菌糸

検体：皮下腫瘤の膿汁

病理
■ H&E 染色所見（×800）

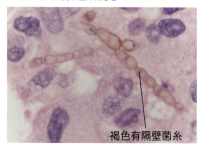

褐色有隔壁菌糸

検体：切除した腫瘤

培養
■ 平板培養所見
（SDA, 25 ℃, 4 週間）

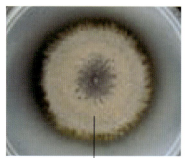

灰白色ビロード状集落

Answer
臨床症状…皮下腫瘤がみられる
鏡 検 ……褐色有隔壁菌糸を認める
病 理 ……皮下に褐色有隔壁菌糸を認める

以上のことから，診断は
皮下黒色菌糸症

── 以上のことから，原因菌は ──
Exophiala jeanselmei

おさらい
皮膚真菌症マニュアル P.216

治療

- 切除可能な病変は全摘し，イトラコナゾールまたはテルビナフィンなど経口抗真菌薬の内服を併用する（透析患者に禁忌ではない）。
- 本症例は腫瘤辺縁で切除後, β-D-グルカン値 34 pg/mL（基準値 20 pg/mL 以下）のため，ホスラブコナゾール 100 mg/日を 3 カ月内服した（保険適用外）。

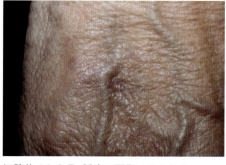

切除後 10 カ月。腫瘤の再発はみられない

（写真は, Noguchi H, Matsumoto T, Kimura U, et al.: Empiric antifungal therapy in patients with cutaneous and subcutaneous phaeohyphomycosis. J Dermatol 49; 564–571, 2022 より転載）

著者からひとこと！

手の腫瘤には，このように一見真菌症に見えないようなケースもあります。腫瘤を穿刺して排膿があったら，本症を疑って培養しましょう。

第8章 手

臨床でみる頻度 ★☆☆　診断治療の難易度 ★★★

Case No.48　手の甲にコブができた

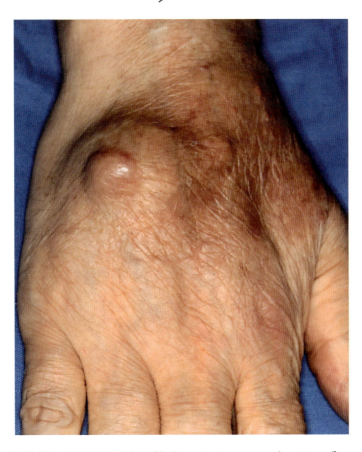

78歳, 男性, 園芸業　ANCA関連血管炎のためメチルプレドニゾロン8 mg/日とアザチオプリンを内服中
糖尿病(HbA1c, 8.7%)を基礎疾患とした腎硬化症あり

【現病歴】
　5カ月前に右手背の皮下結節に気づいた。

【初診時所見】
　右手背に4×8 cm大の皮下腫瘤を認める。痛みはない。

No.48

想定される疾患

●粉瘤, 脂肪腫, 神経線維腫などの良性腫瘍　●膿瘍　●皮下黒色菌糸症, 皮下無色菌糸症

やることは

●穿刺液の塗抹標本・培養　　　⇐　良性腫瘍や膿瘍を除外し, 真菌症を疑う
●切除・組織培養　　　　　　　⇐　良性腫瘍, 深在性真菌症を疑う
●血液検査（β-D-グルカンなど）⇐　β-D-グルカンが高値であれば深在性真菌症を疑う

臨床ではココを診る

■穿刺液を調べる

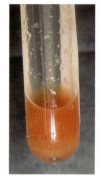

内容液は, 黄橙色漿液性であった。性状から粉瘤を除外できたが, 塗抹鏡検で真菌要素は認めなかった

β-D-グルカン高値（72 pg/mL）であることから, 初めは皮下黒色菌糸症, 皮膚アスペルギルス症, カンジダ皮下膿瘍などの深在性真菌症を疑った。

→ 培養してみよう！
　培養したら, 何か生えてきた！

→ でも, 穿刺液の塗抹標本の鏡検で菌糸を認めない…。もしかして, 皮下無色菌糸症かな…？

→ 病理検査で H&E 染色, グロコット染色, PAS 染色を行う。ただし, 皮下無色菌糸なら, H&E 染色では染色されない（無色の菌糸）。菌糸が小さいため, まずグロコット染色で黒いところを見つける。次に黒く染まったあたりを PAS 染色標本 400 倍の強拡大の視野で丁寧に見ていけば, 真菌要素を発見できるはずだ…。

第8章 手

診断

病理
■ PAS 染色所見（×800）

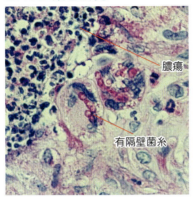

検体：切除した腫瘤
膿瘍の隔壁に菌糸を認める

Answer
臨床症状…手背に皮下腫瘤がみられる
血液検査…β-D-グルカン高値
　　　　　（72 pg/mL）を認める
病　理……PAS 染色陽性の有隔壁菌
　　　　　糸を認める

以上のことから，診断は
皮下無色菌糸症

培養
■ 平板培養所見（SDA, 25 ℃, 2 週間）

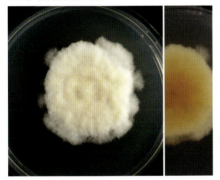

表面（左）は白色綿毛状集落を，裏面（右）は
黄褐色を呈した

■ スライド培養 LPCB 染色所見
（PDA, 25 ℃, 2 週間, ×800）

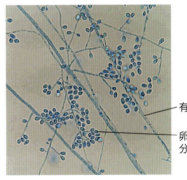

分生子柄に 1～2 個の卵円形の
分生子を形成した

―― 以上のことから，原因菌は ――

Scedosporium aurantiacum

ここがPOINT

無色菌糸症 hyalohyphomycosis

　組織内の寄生形態が無色の有隔壁菌糸を示す真菌感染の総称です。ただし，一般に通用しているアスペルギルス症，カンジダ症は除外します。無色菌糸症は黒色菌糸症と相対する疾患概念です。
　一般にアスペルギルス症，カンジダ症と同様に"スケドスポリウム症"と言われますが，正式な病名は"*Scedosporium aurantiacum* による無色菌糸症"です。

英文論文にする際は病名に気をつけましょう♪

171

治療

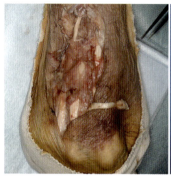
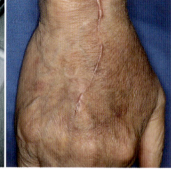

術中所見
伸筋腱切除を含めたデブリードマンを施行した

デブリードマン施行後8週

（写真は, Kashiwada-Nakamura K, Noguchi H, Yaguchi T, et al.：Subcutaneous hyalohyphomycosis caused by *Scedosporium aurantiacum* treated with posaconazole. Mycopathologia 189; 9, 2024 より転載）

■治療の考えかた

- 切除可能な病変では外科的治療が第1選択となる。周辺の健常組織を含めて切除する。
- *Scedosporium* 属による深在性真菌症の化学療法の第1選択はボリコナゾールである(文献)。
- 2020年にポサコナゾール, 2023年にイサブコナゾールが承認され, スケドスポリウム症の第2選択としてポサコナゾール, イサブコナゾールも選択肢の1つとなった(文献)。

■本症例の治療経過

①全摘を試みたが, 腫瘤は周辺組織と癒着していたため, 部分切除となった
- 部分切除後, ボリコナゾールの内服を行ったが, 排膿が持続したり, β-D-グルカン高値(83 pg/mL)を示すなど奏功しなかった。
- このため, ポサコナゾールの点滴静注と伸筋腱切除を含むデブリードマンを行った。3週後にβ-D-グルカンは38.2 pg/mLに低下し, 8週後に創は閉鎖した。
- 腱再建術を予定していたが, 転院となった。

②生活指導
局所再発の兆候があれば再診してもらう。

著者からひとこと！

めったにみない症例ですが, "こんな症例もあるよ"という意味で提示しました(文献)。

- スケドスポリウム症は, ムーコル症, フサリウム症, トリコスポロン症とともに国内で発症する主要な希少深在性真菌症です。他の疾患と異なり高頻度に皮膚限局性の病変を生じます。
- スケドスポリウム症は, 血液悪性患者や臓器移植後の免疫不全患者にみられ, 肺, 皮膚, 脳などに播種性病変を生じます。
- 皮膚スケドスポリウム症の主要な原因菌は *S. apiospermum* ですが, 本症例は *S. aurantiacum* でした。

文献）望月 隆, 掛屋 弘, 澁谷和俊：皮膚スケドスポリウム症. 希少深在性真菌症の診断・治療ガイドライン. 日本医真菌学会；149-158, 2024

第8章　手

臨床でみる頻度 ★☆☆　　診断治療の難易度 ★★☆

Case No.49　手のひらに黒いシミができた

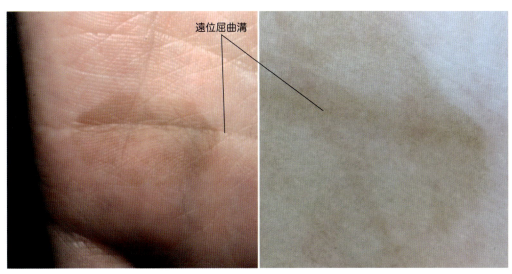

遠位屈曲溝

ダーモスコピー所見（×20）

18歳, 女性, 学生　渡航歴なし　多汗症なし

【現病歴】
　約1年前に左手掌の 13×21 mm の色素斑に気づいた。

【初診時所見】
　左手掌の長径 21 mm の褐色の色素斑があり, ダーモスコピーで遠位屈曲溝に強い色素沈着を認めた。

想定される疾患

●色素性母斑など色素性疾患　●化学物質による着色　●癜風や黒癬など表在性真菌症

やることは

●ダーモスコピー検査　⟵　着色を除外し, 色素性病変を疑う
●直接鏡検　⟵　癜風や黒癬を疑う

No.49

診断

鏡検
■ KOH 検査所見（×100）

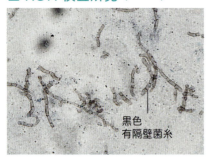

黒色有隔壁菌糸

検体：鱗屑（両面テープで採取）

> **Answer**
> 臨床症状…手掌の褐色の色素斑がみられる
> 鏡　検……黒色有隔壁菌糸を認める
>
> 以上のことから，診断は
> ## 黒癬

おさらい ▶ 皮膚真菌症マニュアル P.203

培養
■ 平板培養所見（SDA, 25 ℃, 3 週間）

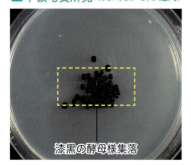

漆黒の酵母様集落

検体を採取したテープをそのまま培地に乗せた

■ スライド培養 LPCB 染色所見
（SDA, 25 ℃, 3 週間, ×800）

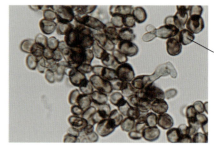

淡褐色で楕円形の1～2細胞性の酵母様分生子

――以上のことから，原因菌は――

Hortaea werneckii

治療

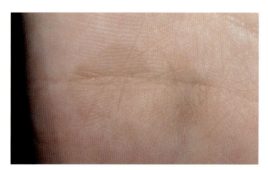

ケトコナゾール外用後 1 週

- 外用抗真菌薬で治療できる。
- 本症例は，ケトコナゾールを 1 カ月外用して治癒した。

> **著者からひとこと！**
> - 黒癬は熱帯・亜熱帯によくみられます。日本では 1983 年に初めて沖縄で報告されました。
> - 地球温暖化の影響か，2000 年以降は関東でも報告があります。

（写真は，Noguchi H, Hiruma M, Inoue Y, et al. : Tinea nigra showing a parallel ridge pattern on dermoscopy. J Dermatol 42; 518-520, 2015 より転載）

第8章　手

臨床でみる頻度 ★★★　診断治療の難易度 ★☆☆

Case No.50 指の間がジクジクして治らない

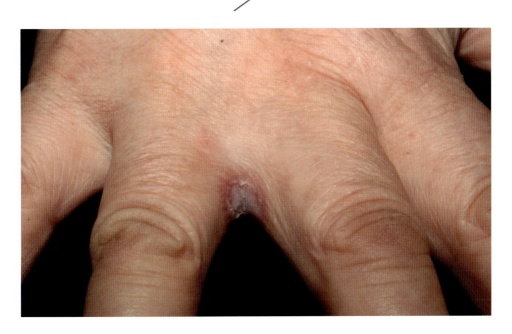

76歳, 女性　基礎疾患なし

【現病歴】
　2週前に右手第3指間の皮疹に気づいた。

【初診時所見】
　右手第3指間に鱗屑を伴う紅斑を認め, 中央は浸軟している。かゆみはない。

想定される疾患

●接触皮膚炎　●手白癬　●カンジダ性指間びらん

やることは

●直接鏡検　←　カンジダ症・白癬を疑う。接触皮膚炎を否定する
●基礎疾患の問診　←　糖尿病など基礎疾患, ステロイド内服歴などを聴取する

No.50

診断

鏡検
胞子と仮性菌糸を認めた。

培養
■ 平板培養所見
（マイコセル®, 25 ℃, 10 日間）

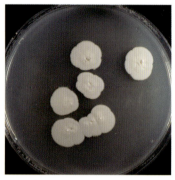
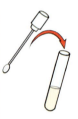

光沢がある白色酵母様集落

スワブで集落を採取する

Answer
臨床症状…鱗屑を伴う浸軟，びらん局面がみられる
鏡　検……胞子と仮性菌糸を認める

以上のことから，診断は
カンジダ性指間びらん

■ 菌種の同定方法
　鏡検と真菌培養でカンジダとまではわかるが，菌種の同定まではできない。ただし，検査センターに依頼すると，CHROMagar™ による呈色と質量分析装置（MALDI-TOF MS）を用いた菌種の同定ができる。

――― 以上のことから，原因菌は ―――
Candida albicans

おさらい ▶ 皮膚真菌症マニュアル P.164

治療

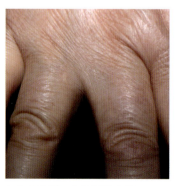

ケトコナゾール外用後 4 週

・外用抗真菌薬の単独使用で治癒するが，再発に注意する。
・本症例は，ケトコナゾール外用後 4 週で治癒した。

著者からひとこと！

● 海外では表在性真菌症でも *C. albicans* 以外の薬剤耐性の菌種による表在性真菌症の増加が問題になっています（文献）。
● 質量分析装置は 2002 年のノーベル化学賞，田中耕一博士の開発です。

文献）Metin A, Dilek N, Bilgili SG: Recurrent candidal intertrigo: challenges and solutions. Clin Cosmet Investig Dermatol 11; 175-185, 2018
参考文献）清祐麻紀子：微生物検査における真菌検査のアップデート― MALDI-TOF MS，全自動遺伝子検査装置を用いた菌種同定の現状―. 真菌誌 63; 81-87, 2022

第8章　手

臨床でみる頻度 ★☆☆　　診断治療の難易度 ★★★

Case No.51　指にしこりができた

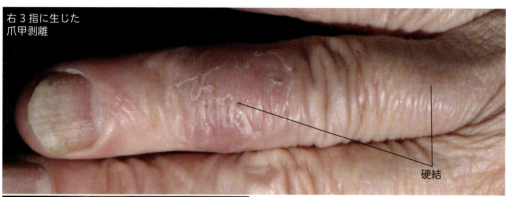
右3指に生じた爪甲剥離
硬結

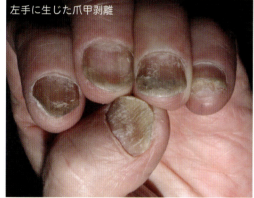
左手に生じた爪甲剥離

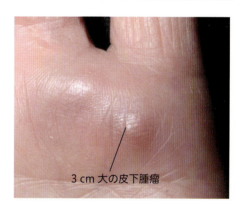
3 cm大の皮下腫瘤

今回の来院時所見　　　　　　　　　4カ月前に生じた左手掌の結節

68歳, 女性, 理髪業　基礎疾患なし　動物の飼育歴なし

【現病歴】
　3年前より顔に環状紅斑が出現し, 当院で処方したステロイド外用剤を間欠的に使用していた。両手爪の病変も認めたが水を使う職業でもあり爪甲剥離症と考えて放置していた。6カ月前に顔の紅斑の鱗屑と手爪の直接鏡検で真菌要素を認め体部白癬・爪白癬と考えテルビナフィンの内服・外用を開始した。4カ月前に左手掌の皮下腫瘤を生じたため, 軟部腫瘍疑いで他院整形外科で切除され, いったん治癒と考えていた（のちの病理診断では深在性真菌症であった）。このたび右の手指に硬結ができたため, 改めて当院を受診した。

【今回の来院時所見】
　右第3指に2個の硬結が出現し圧痛がある。両手爪の混濁・剥離を認める。

No.51

想定される疾患

●皮下黒色菌糸症　●皮膚リンパ管型スポロトリコーシス　●その他の深在性真菌症

やることは

●膿瘍の直接鏡検　　　　　　　　⇐ 黒色菌糸症など深在性真菌症を疑う
●皮膚生検　　　　　　　　　　　⇐ スポロトリコーシスなど深在性真菌症を疑う
●血液検査（β-D-グルカンなど）　⇐ 深在性真菌症の重症度・合併症の評価をする

診断のヒント　臨床ではココを診る

■右第3指の皮下膿瘍を穿刺する

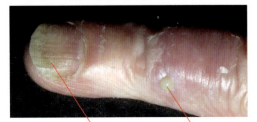

爪甲剥離　　白色粘稠な膿汁

■6カ月前のテルビナフィン治療開始時

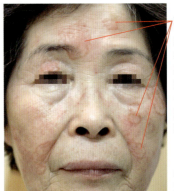

環状紅斑

顔の多発性環状紅斑は真菌要素が陽性だったため、ステロイド外用歴を考慮し異型白癬と診断してテルビナフィン内服・外用を開始した。

指爪の病変は爪白癬であると考えたが、テルビナフィンを6カ月内服しても治らなかった。

もしかしたら、4カ月前に手掌にできた皮下腫瘤も、今回の疾患に関係しているのかも…？反対の手だけど。
もう一度opeしてもらった整形の先生に問い合わせてみよう。

↓

取り寄せた病理が皮膚真菌症だった!!　えっ、ではテルビナフィンを投与中に深在性真菌症が生じたことになる。

↓

テルビナフィンが効かない真菌症であるとわかった。菌をもういちど調べてみよう。

■グロコット染色所見（×400）

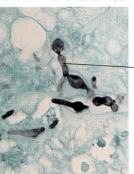

真菌要素を認める

深在性真菌症であることが証明された

検体：皮下腫瘤

第 8 章　手

診断

鏡検
■ ギムザ染色所見（×400）

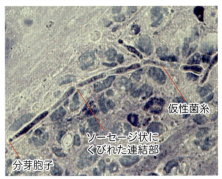

仮性菌糸
ソーセージ状にくびれた連結部
分芽胞子

検体：指の結節の膿汁
ギムザ染色なら細菌も検出することができるが，今回は真菌しか認めなかった

培養
■ 平板培養所見（左：SDA, 25℃, 3 週間
　　　　　　　 右：CHROMagar™Candida, 25℃, 1 週間）

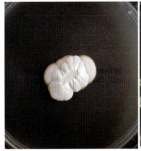

白色光沢がある酵母様集落　　Candida albicans は緑色，
C. tropicalis は青色，
C. krusei はピンク色を呈す

病理
■ PAS 染色所見（×400）

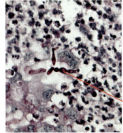 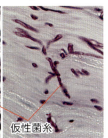

仮性菌糸

検体：右第 3 指結節　　検体：右第 3 指爪

Answer
臨床症状…多発皮下膿瘍，手指の爪甲
　　　　　剥離がみられる
鏡　検 ……仮性菌糸，分芽胞子を認める

以上のことから，診断は
カンジダ性多発膿瘍
カンジダ性爪甲剥離症

―― 以上のことから，原因菌は ――

Candida albicans　　カンジダ性爪真菌症については
おさらい ▶ 皮膚真菌症マニュアル P.174

ここが POINT

テルビナフィンはカンジダに対する感受性が低い

　改めて鏡検したところ，顔面の皮膚からも C. albicans が分離されました。よく見ると背中にも紅斑がありました。すべて体部白癬ではなく皮膚カンジダ症でした。
　テルビナフィンはカンジダには最小阻止濃度（MIC）が高く静菌的に作用するので，6 カ月の内服でも爪甲剥離は改善しません。爪も爪白癬ではありませんでした。

No.51

治療

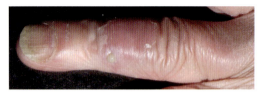

イトラコナゾール内服開始時

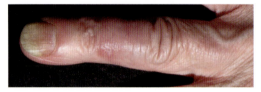

イトラコナゾール内服後1週

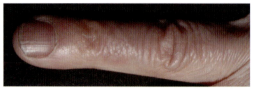

同24週

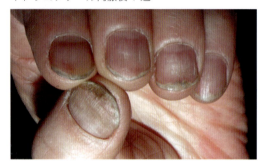

イトラコナゾール内服後24週

■ 治療の考えかた
- 皮膚限局性であれば，イトラコナゾールの内服がよい。禁忌薬剤を服用中の患者や原因菌が *C. tropicalis* の場合は，フルコナゾールやホスラブコナゾール（保険適用外）も有効である。
- 他臓器にカンジダ性膿瘍があり血行性に播種された症例は侵襲性カンジダ症に準じた治療をする。

■ 本症例の治療経過
① イトラコナゾール 100 mg/日を6カ月内服
- 1週後に右第3指遠位の結節の排膿は消失し，近位の結節も縮小した。
- 6週後に β-D-グルカン値 44.2 pg/mL は基準値（20 pg/mL 以下）まで低下した。
- 6カ月後に爪の混濁や剥離もほぼ治癒した。

著者からひとこと！
- わが国の深在性皮膚カンジダ症の多くは免疫不全を伴い，臨床像は多発膿瘍が21例（60%）と最も多く，原因菌種は，*C. albicans* が15例（71%），*C. tropicalis* が5例（24%）でした。
- 本症例は3年間放置されていた両手爪のカンジダ症が定着して，深在化したカンジダ性皮下膿瘍と考えました。

（写真は，Noguchi H, Hiruma M, Matsumoto T, et al.: Multiple subcutaneous *Candida* abscesses on the palm and finger in an immunocompetent patient. J Dermatol 44; e176–e177, 2017 より転載）

第8章 手

臨床でみる頻度 ★☆☆　診断治療の難易度 ★★☆

Case No.52 指の皮が剥ける

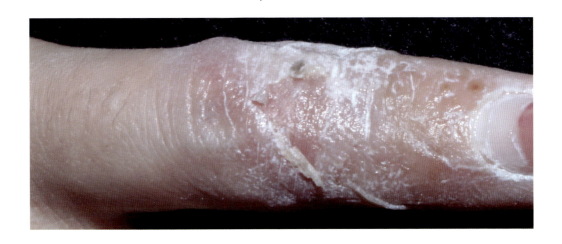

26歳, 女性, 主婦　半年前からペットとしてハリネズミを飼育している

【現病歴】
　左第5指のかゆみを伴う皮疹に対してステロイド外用剤を1週間使用したところ病変が悪化した。

【初診時所見】
　左第5指に鱗屑を伴う紅斑を認め, 軽度のかゆみを伴う。

想定される疾患

- 手湿疹　●熱傷　●カンジダ症・白癬などの表在性真菌症
- 伝染性膿痂疹, A群連鎖球菌感染症 (blistering distal dactylitis)

やることは

- 直接鏡検　⇐　手湿疹を否定し, 表在性真菌症を疑う
- 外傷歴の問診　⇐　熱傷を否定する
- 細菌培養　⇐　細菌感染症を疑う

ハリネズミを飼っている！

診断

鏡検
■ パーカーインクKOH検査所見
（ズームブルー®, ×400）

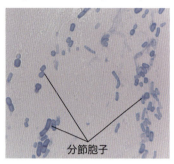

分節胞子

検体：指の鱗屑

> **Answer**
> 臨床症状…手指の鱗屑・紅斑がみられる
> 鏡　検……分節胞子を認める
>
> 以上のことから，診断は
> # 手白癬

培養
■ 平板培養所見（SDA, 25 ℃, 4 週間）

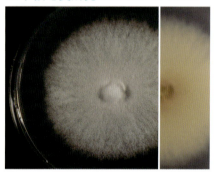

表面（左）は白色顆粒状，裏面（右）は黄色調の集落

> **ここがPOINT**
>
> 培養は *T. interdigitale* と同様の形態を呈した
>
> 　形態で区別できないので遺伝子解析で菌類を同定します。
> 　分離菌の rDNA ITS 領域の遺伝子配列は *T. erinacei* の基準株（ATCC 28443）と 100%（303/303 bp）の相同性がありました。

— 以上のことから，原因菌は —
Trichophyton erinacei

治療

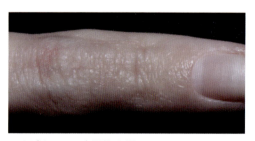

テルビナフィン内服後 6 週

- 手に限局した病変の場合は外用抗真菌薬でも治療可能である。
- 本症例はテルビナフィン 125 mg/日の内服を 6 週行い治癒した。

> **著者からひとこと！**
>
> ● *T. erinacei* による手白癬はハリネズミに刺された指に好発します。炎症が強く，一見白癬には見えない非典型的な臨床像ですから，ハリネズミ飼育の問診が診断の決め手となります。
> ● ハリネズミカフェの増加により患者が増えているので注意しましょう。ハリネズミカフェを出る時には手を洗いましょう。

chapter 9

第 9 章

足

第9章 足

臨床でみる頻度 ★★☆　診断治療の難易度 ★★☆

Case No.53 足の甲の湿疹が改善しない

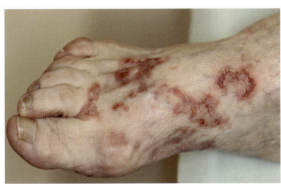

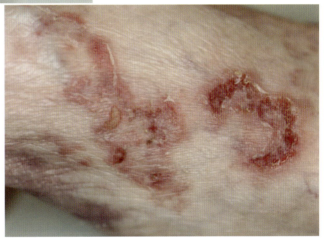

62歳, 女性, 主婦

【現病歴】
　3カ月ほど前より足背にかゆみの強い紅斑と鱗屑がみられ, 湿疹として他院でクロベタゾールプロピオン酸エステル(デルモベート®)軟膏を処方され外用していたが, 改善しないため当科を受診した。

【初診時所見】
　皮疹は足背に蛇行状に紅斑が広がり, 弧状ないし環状に表皮びらんを生じていた。

想定される疾患

- 異型白癬　● 貨幣状湿疹　● 蛇行性穿孔性弾力線維症

やることは

- KOH直接鏡検　← 異型白癬を疑う
- 皮膚生検　← 貨幣状湿疹, 蛇行性穿孔性弾力線維症を疑う

診 断

鏡検
■ KOH検査所見（×100）

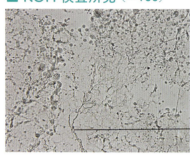

検体：足背の鱗屑

病理
■ PAS染色所見（×200）

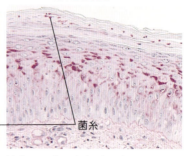

菌糸

検体：足背の皮膚，紅斑部

Answer

臨床症状…環状紅斑とびらんがみられる
鏡　検……菌糸を認める
病　理……角層に菌糸を認める

以上のことから，診断は
体部白癬（異型白癬）

培養

平板培養とスライド培養を行った。

―― 培養の形態学的所見から，原因菌は ――

Trichophyton rubrum

ここがPOINT

異型白癬を見逃さない
ステロイド誤用では様々な臨床像を呈する

　趾間・土踏まずには鱗屑がみられたので足白癬を疑いました。KOH検査で真菌要素陽性を確認し，足背の皮疹は足白癬からの異型白癬と診断しました。
　本症例では，かゆみが強く，掻爬により表皮びらんが多数生じていました。ステロイド誤用による難治性皮疹には注意が必要です。

治　療

・外用抗真菌薬で治療を開始する。炎症が強く，難治であれば内服抗真菌薬の併用を行う。
・本症例では，びらんが多発していたためテルビナフィンの内服とゲンタマイシン軟膏の外用を2週行った。徐々に上皮化したため，内服は4週で終了とし，外用はテルビナフィンクリームへ変更した。治療後14週で皮膚症状は完全に消失し，KOH検査でも陰性を認めた。

著者からひとこと！

● 異型白癬はステロイド軟膏だけでなく，タクロリムス®軟膏など免疫抑制薬の外用剤でも非典型的な体部白癬の臨床像を生じます。アトピー性皮膚炎患者などでは十分注意しましょう。

第9章　足

臨床でみる頻度 ★★★　　診断治療の難易度 ★☆☆

Case No.54　趾間の皮が剥ける

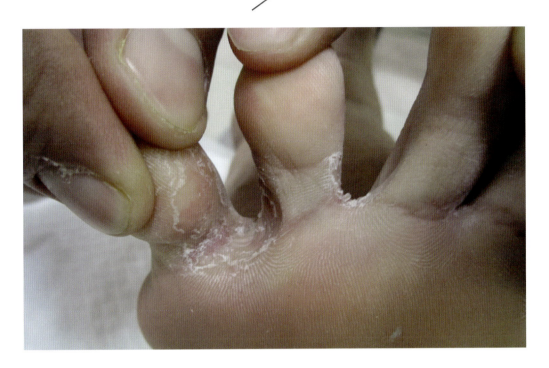

31歳, 男性, 会社員(営業職)　ペットの飼育歴なし　海外渡航歴なし

【現病歴】
　1カ月前より趾間の鱗屑のために受診した。

【初診時所見】
　趾間に鱗屑と紅斑を認める。かゆみはない。

No.54

> 想定される疾患

● 足白癬　●汗疱　●掌蹠膿疱症

> やることは

● KOH 直接鏡検　← 汗疱と掌蹠膿疱症を否定し，足白癬を疑う
● 同居家族の足白癬の有無を確認　← 足白癬を疑う

診断のヒント 臨床ではココを診る

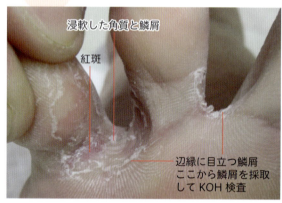

浸軟した角質と鱗屑
紅斑
辺縁に目立つ鱗屑
ここから鱗屑を採取してKOH検査

ここがPOINT

足白癬であるなら
症状があるのは
第3および第4趾間

　趾間の狭い部位で多くみられます。

■ 他の部位や家族の白癬の有無を確認する
・爪，体，股部に症状はなかった。
・仕事上，毎日革靴を長時間履いている。これは，足白癬のリスク因子である。
・同居家族に足白癬はいない。

鱗屑や水疱，痂皮を見たら
KOH検査をしましょう！

第9章 足

診断

鏡検
■ KOH検査所見（×100）

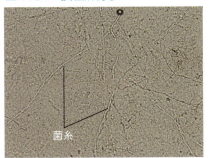

検体：趾間の鱗屑

Answer
臨床症状…趾間に鱗屑がみられる
鏡　検……菌糸を認める

以上のことから，診断は
足白癬（趾間型）

培養

平板培養（SDA, 25 ℃, 4週間）所見では，表面は白色綿毛状で放射状の溝を形成，裏面は紅色調を呈した。スライド培養では，腸詰状の大分生子と涙滴状の小分生子を認めた。

――以上のことから，原因菌は――
Trichophyton rubrum

臨床像が似ている疾患

■ CASE1（診断：汗疱）

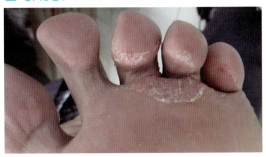

43歳，男性，会社員
趾間の鱗屑と小水疱，かゆみのため受診
KOH検査：陰性
治療：ステロイド外用

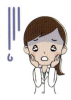

皮剥けだからといって，他の疾患であることも！！

■ CASE2（診断：疥癬）

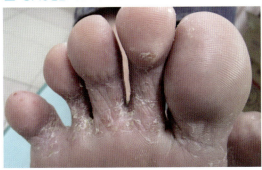 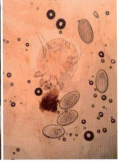

40歳，男性，介護職
趾間の鱗屑と小水疱，かゆみのため受診
KOH検査：多数の虫卵，虫体
治療：イベルメクチンの内服

治療

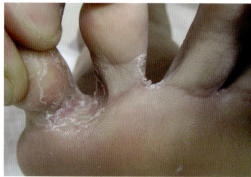
治療開始時

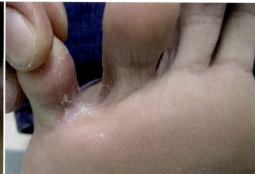
治療後4週

■治療の考えかた
- 外用抗真菌薬であるルリコナゾール, ラノコナゾール, テルビナフィン, リラナフタートなどを使用する。
- 約2週ごとに定期通院させる。
- 広めの外用を指示し, 両足の趾間, 足背, 爪, 爪囲, 足底まで足全体に8週程度, 外用する。

■本症例の治療経過
①ルリコナゾールによる外用治療
- 治療後4週で鱗屑は軽快したが, 軽度症状は残っていた。
- 8週外用し, 鱗屑も消失, KOH検査で陰性を認めた。
②生活指導
- 毎日入浴後に外用を指示した。

■治療経過, 治療方針の変更
⇒1カ月の時点で, すんなり良くなった時
　症状が改善しても菌が残存することもあるので, 8週までは外用継続し, KOH検査を行う。
⇒副作用が起きた時
　外用抗真菌薬による接触皮膚炎があれば, 別の抗真菌薬へ変更を検討する。
⇒1カ月の時点で, 良くなっていなかった時
　指示通り外用が行えているか確認する。細菌感染を合併している場合は抗菌薬も使用する。

> 著者からひとこと！
> - 足白癬は最も多い皮膚真菌症ですが, 臨床像が似ている他の疾患もあるので, KOH検査をしっかり行いましょう。

第9章 足

臨床でみる頻度 ★☆☆　診断治療の難易度 ★★☆

Case No.55 趾間の皮が剥ける

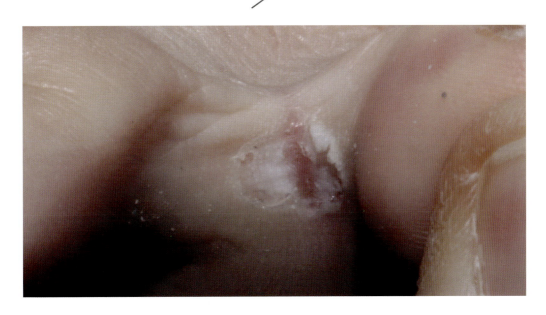

59歳, 女性, 主婦　基礎疾患なし

【現病歴】
　2年前に左第3趾間の病変に気づいた。治療経過は不明であった。

【初診時所見】
　左第3趾間に, 浸軟, びらん, 鱗屑を認め, かゆみを伴う。他の部位に白癬はなかった。

想定される疾患

● 足白癬（趾間型）　● カンジダ性趾間びらん症　● 細菌性趾間びらん症　● 紅色陰癬

やることは

● 直接鏡検　　⇐　足白癬など表在性真菌症を疑う
● 細菌培養　　⇐　細菌性趾間びらん症を否定する
● Wood灯検査　⇐　紅色陰癬を否定する

診断

鏡検

■ パーカーインク KOH 検査所見（×400）

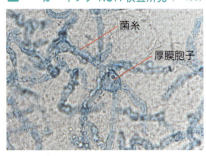

菌糸
厚膜胞子
検体：鱗屑

Answer
臨床症状…趾間の鱗屑・びらんがみられる
鏡　検……有隔壁菌糸と厚膜胞子を認める

以上のことから、診断は
真菌性趾間びらん症

培養

■ 平板培養所見（SDA, 25 ℃, 1 週間）

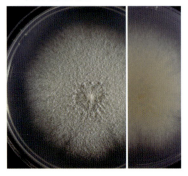

表面（左）は白色羊毛状集落を，裏面（右）は褐色調を呈した

■ スライド培養 LPCB 染色所見（SDA, 25 ℃, 4 日間, ×400）

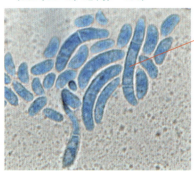

カーブした円筒形で 3 細胞性の大分生子

—— 以上のことから，原因菌は ——
Fusarium petroliphilum

治療

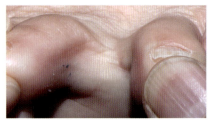

治療後 4 カ月

- 通常の外用抗真菌薬が無効な場合はアムホテリシン軟膏（注射用アムホテリシン 50 mg＋マクロゴール軟膏 50 g）を用いる（保険適用外）。
- 本症例は，ケトコナゾールの 4 カ月外用で治癒した。

著者からひとこと！
- なかなか治らない足白癬は，本症例のようにフサリウムが原因かもしれません。
- 培養検査が決め手となります。生えてきた菌もコンタミと決めつけてはダメですよ。

（写真は，Noguchi H, Matsumoto T, Hiruma M, et al. : Interdigital hyalohyphomycosis caused by members of the *Fusarium solani* species complex. Acta Derm Venereol 99; 835-836, 2019 より転載）

第9章 足

臨床でみる頻度 ★★★　診断治療の難易度 ★☆☆

Case No.56 足の裏がかゆい。水疱がある

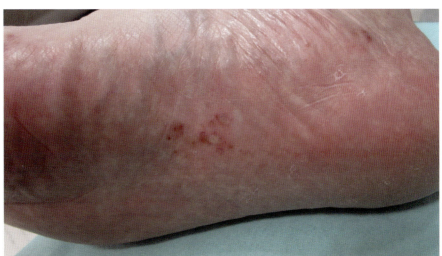

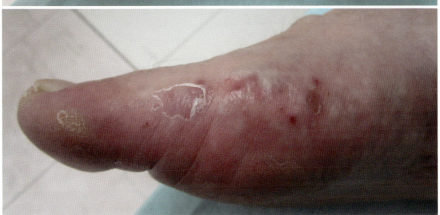

40歳, 男性, 水泳コーチ

【現病歴】
　1カ月ほど前から足底に水疱が生じ, かゆみがあるため受診した。

【初診時所見】
　両足底と両第1趾外側に小水疱, 膿疱, 鱗屑を認め, 他の部位に白癬はなかった。かゆみを伴っていた。

No.56

想定される疾患

●足白癬（小水疱型）　●汗疱　●掌蹠膿疱症

やることは

- KOH 直接鏡検　⬅　汗疱や掌蹠膿疱症を否定し，足白癬を疑う
- 手掌の診察　⬅　汗疱，掌蹠膿疱症を疑う

診断のヒント 臨床ではココを診る

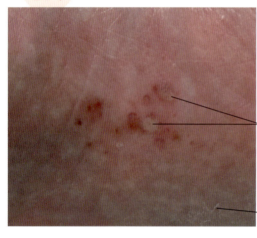

- 1〜3mm 大の小水疱の集簇 足白癬の場合，土踏まずに水疱がみられることが多い
- 鱗屑

■ 爪白癬や股部白癬の有無を確認する
本症例ではみられなかった。

ここがPOINT
KOH 検査の検体は，水疱や膿疱から採取します。

第9章　足

診断

鏡検
■ KOH検査所見（×100）

水疱からのKOH検査で多数の菌糸を認めた。

Answer
臨床症状…足底に小水疱がみられる
鏡　検……菌糸を認める

以上のことから、診断は
足白癬（小水疱型）

培養
■ 平板培養所見
（SDA, 25℃, 4週間）

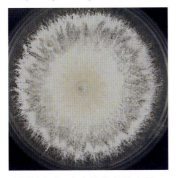

表面は白色，中央は黄色粉末状の集落を呈する

■ スライド培養LPCB染色所見
（SDA, 25℃, 4週間, ×400）

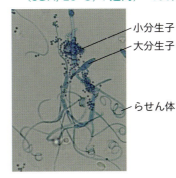

- 小分生子
- 大分生子
- らせん体

――― 培養の形態学的所見から，原因菌は ―――

Trichophyton interdigitale

鑑別：臨床像が似ている疾患

■ CASE1（診断：汗疱）

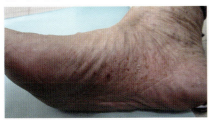
治療開始時

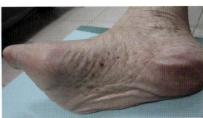
治療後2週

54歳，男性，会社員
足底の小水疱，かゆみのため受診
KOH検査：陰性
治療：ステロイド外用後2週で水疱は痂皮化

■ CASE2（診断：掌蹠膿疱症）

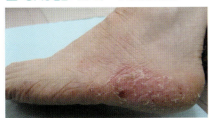

58歳，女性，主婦
足底から足縁の鱗屑と小水疱，小膿疱，紅斑のため受診。手掌にも同症状あり
KOH検査：陰性
治療：ステロイド外用

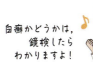

白癬かどうかは、鏡検したらわかりますよ！

治療

■治療の考えかた
- 外用抗真菌薬であるルリコナゾール，ラノコナゾール，テルビナフィン，リラナフタートなどを8週程度使用する。
- 広めの外用を指示し，両足の趾間，足背，爪，爪囲，足底まで足全体に外用する。
- 約2週ごとに定期通院させる。

■本症例の治療経過
①テルビナフィンクリームによる外用治療
- 治療後4週で小水疱は減少したが，8週外用し，皮膚症状は完全に消失，KOH検査も陰性を認めた。

②生活指導
- 毎日入浴後に外用する。
- 家族内でのスリッパやバスマットの共用は控える。
- 水泳の指導者のため，帰宅後に必ず石鹸を使用し，よく洗浄して水気をしっかり拭き取る。

■治療経過，治療方針の変更
⇒1カ月の時点で，すんなり良くなった時
　症状が改善しても菌が残存することもあるので8週までは外用継続し，KOH検査を行う。

⇒副作用が起きた時
　外用抗真菌薬による接触皮膚炎があれば，別の抗真菌薬へ変更を検討する。

⇒1カ月の時点で，良くなっていなかった時
　指示通り外用が行えているか確認する。指示通り行っていれば，テルビナフィン耐性菌の可能性も考え，外用抗真菌薬をルリコナゾールやラノコナゾールへ変更する。

著者からひとこと！
- 足白癬は「ゴルフ」「水泳」などスポーツをする人や，靴を8時間以上履く人で有意に感染しやすい（オッズ比が高い）ことが認められました（文献）。スポーツの趣味や靴を長時間履く生活かなども問診するとよいでしょう。

文献）渡辺晋一，西本勝太郎，浅沼廣幸，ほか：本邦における足・爪白癬の疫学調査成績．日皮会誌 111; 2101-2112, 2001

第 9 章　足

臨床でみる頻度 ★★★　　診断治療の難易度 ★★☆

Case No.57　足の裏がカサカサする。皮が剥ける

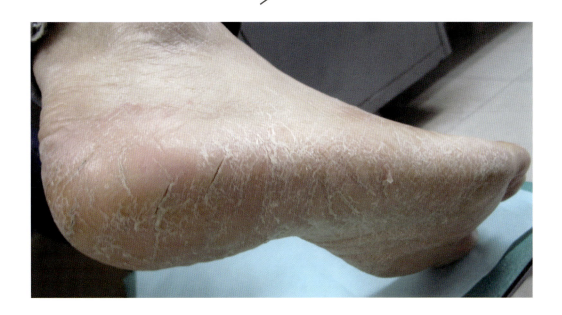

68歳, 男性, 無職　2型糖尿病で内服治療中

【現病歴】
　数年前より足底の鱗屑があったが, 皮膚科の受診歴はない。最近, 足底の亀裂で痛みがでてきたため, 糖尿病の担当医に勧められて来院した。

【初診時所見】
　炎症は軽度で, 踵部を中心に両足の足底全体に角質が肥厚しており, 亀裂を生じて痛みを伴っている。かゆみはほとんどない。また, 水疱はみられない。

No.57

> 想定される疾患

●足白癬（角化症） ●掌蹠角化症

> やることは

●健康サンダルや軽石の使用歴についての問診 ← 過角化をもたらすような機械刺激を否定する
●KOH 直接鏡検 ← 掌蹠角化症を否定し，足白癬を疑う

診断のヒント 臨床ではココを診る

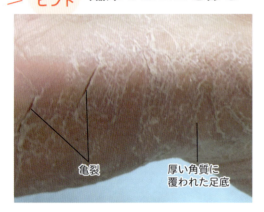

- 亀裂
- 厚い角質に覆われた足底

ここが POINT

乾燥した亀裂に沿った白い鱗屑を検体とする

　KOH 検査の検体は亀裂の白い鱗屑を採取すると多くの菌要素が確認できます。足白癬の角化型であれば，かゆみを伴うことはほぼありません。
　また，鑑別の目やすとなるのは発症の部位です。足白癬の角化は非対称性のことが多いのに対し，掌蹠角化症は左右対称に発症します。

■ 他の部位の白癬の有無を確認する

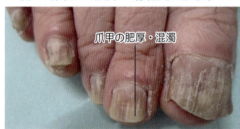

爪甲の肥厚・混濁

爪白癬や股部白癬を合併している

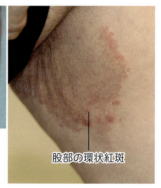

股部の環状紅斑

第9章　足

診断

鏡検
■ KOH検査所見（×200）

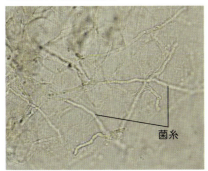

菌糸

検体：鱗屑

Answer
臨床症状…足底に角化，股部に環状紅斑，爪甲に肥厚と混濁がみられる
鏡　検……多数の菌糸を認める

以上のことから，診断は

足白癬（角化型）
＋股部白癬＋爪白癬

培養
■ 平板培養所見（SDA, 27℃, 4週間）

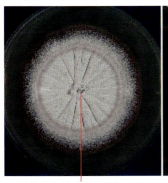
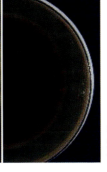

表面（左）は白色〜紅色顆粒状から短絨毛状の集落を，裏面（右）は紅色調を呈した

集落中央は盛り上がり，放射状に溝を形成

■ スライド培養LPCB染色所見
（SDA, 25℃, 4週間, ×400）

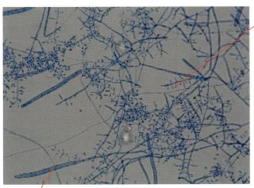

菌糸から直接生じる涙滴状小分生子

細長い大分生子

── 以上のことから，原因菌は ──

Trichophyton rubrum

おさらい ▶ 皮膚真菌症マニュアル P.60

No.57

治療

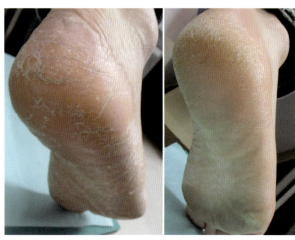

治療後 4 週　　　　治療後 12 週

Fingertip unit
示指の第1関節までで
約 0.5g です

■**治療の考えかた**
・角質が厚いので，趾間型や小水疱型よりも難治である。6カ月以上の外用抗真菌薬，難治の場合は内服抗真菌薬を使用する。
・約4週ごとに改善するまで定期通院させる。

■**本症例の治療経過**
①ルリコナゾールの外用6カ月以上
・1日1回入浴後に足と股部に広めの外用を指示した（片足0.5 g，両足で1 g，股部1 g）。
②爪白癬に対しては，ホスラブコナゾールを12週内服
・治療後11カ月で治癒した。
③生活指導
・足は蒸れないようにさせ，過角化をもたらすような健康サンダルの使用や軽石による擦過などの機械的刺激を避けるよう指導する。

■**治療経過，治療方針の変更**
⇒**6カ月の時点で，すんなり良くなった時**
　KOH検査で陰性を確認し，再発がないかしばらく経過観察する。
⇒**副作用が起きた時**（外用薬による接触皮膚炎の場合）
　使用中の抗真菌薬を中止し，2週程度ステロイド軟膏を外用する。改善後，別の外用抗真菌薬を使用する。

著者からひとこと！

● 角化型足白癬は，足白癬の慢性化した状態であり，治療には時間がかかります。爪白癬や股部白癬を伴うことが多いので，他の部位も観察しましょう。多くの場合，菌種は *T. rubrum* です。
● 家族内感染にも注意しましょう。

第9章 足

臨床でみる頻度 ★★☆　診断治療の難易度 ★★☆

Case No.58 足の裏の皮膚が硬くなった

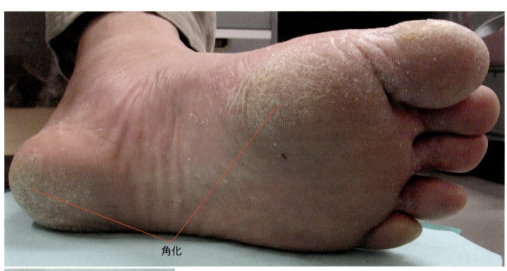

角化

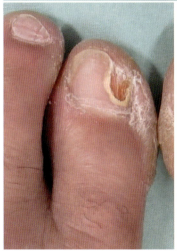

72歳, 男性, 無職

【現病歴】
　6カ月ほど前から足底の角化があった。

【初診時所見】
　足底の母趾球側と踵に角質肥厚・角化を認める。かゆみはない。左第1趾, 両第5趾の爪の肥厚と混濁がみられた。

想定される疾患

● 足白癬　● 掌蹠膿疱症　● 掌蹠角化症

やることは

● KOH 直接鏡検　⇐　掌蹠膿疱症や掌蹠角化症を否定し, 足白癬を疑う
● 手掌の症状の有無の確認　⇐　掌蹠膿疱症や掌蹠角化症を疑う

診断

鏡検
■ KOH検査所見（×200）

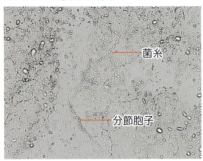

検体：踵の鱗屑

Answer

臨床症状…足底の角化
鏡 検……足と爪に分節胞子と菌糸を認める

以上のことから、診断は

足白癬＋爪白癬

―― 以上と培養の形態学的所見から、原因菌は ――

Trichophyton rubrum

培養

平板培養（SDA, 27 ℃, 4週間）所見では、表面は白色絨毛状、裏面は紅色調を呈した。スライド培養では、細長い大分生子と涙滴状の小分生子を多数認めた。

治療

・抗真菌薬の内服と外用の併用で治療する。
・本症例では、足全体にテルビナフィンクリームと20％尿素配合クリームの外用治療を行った。治療後24週で皮膚症状は完全に消失し、KOH検査でも陰性を認めた。爪白癬はホスラブコナゾールの内服を12週行い、36週で症状の消失とKOH検査で陰性を確認した。

鑑別：臨床像が似ている疾患
■ CASE（診断：掌蹠膿疱症）

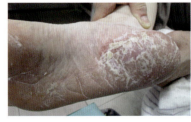
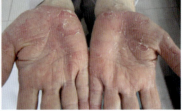

64歳、女性、主婦
10年前より踵部と手掌の紅斑、鱗屑のため受診
KOH検査：陰性

著者からひとこと！

● 足底で部分的に角化型となる足白癬の症例です。左右非対称に症状を認めるのも特徴です。（右足底に認めるが左足底には無い、など）
● 足白癬と爪白癬が合併している場合は、抗真菌薬の内服と外用の併用で治療しましょう。

第 9 章 足

臨床でみる頻度 ★☆☆　　診断治療の難易度 ★★★

Case No.59 足の裏のシミが大きくなった

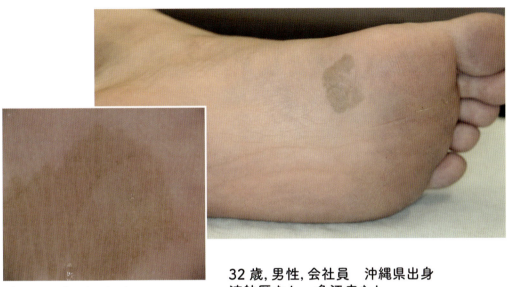

ダーモスコピー所見（×6）

32歳, 男性, 会社員　沖縄県出身
渡航歴なし　多汗症なし

【現病歴】
　2年前からある足底の色素斑が最近大きくなってきたため, 近医皮膚科を受診した。

【初診時所見】
　左足底部に鱗屑・かゆみを伴わない23×17 mm大の境界明瞭な不整形の茶褐色斑を認めた。ダーモスコピーでは境界明瞭で不規則な辺縁で, 皮溝と皺を避ける茶褐色斑がみられた。ほぼ均一な分布の規則的な皮丘平行パターンの所見であった。

想定される疾患

- 悪性黒色腫　●カメムシやジアミン系色素などを踏んだ時の色素付着
- 黒癬など表在性真菌症

やることは

- 病歴の聴取　←　色素付着などを除外する
- ダーモスコピー検査　←　悪性黒色腫を否定する。必要があれば皮膚生検を考慮
- KOH直接鏡検　←　黒癬を考える

診断

鏡検
■ KOH 検査（×100）

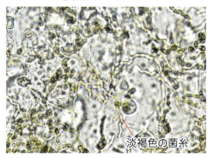

淡褐色の菌糸

検体：茶褐色斑をメスで削った角質

Answer
臨床症状…足底に茶褐色斑がみられる
鏡　検……KOH 検査で淡褐色の菌糸を多数認める

以上のことから，診断は
黒癬

培養
■ 平板培養所見
　（PDA, 27 ℃, 4 週間）

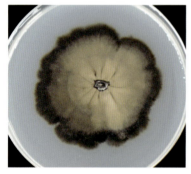

表面の一部が短絨毛状で，脳回転状の不規則なひだを有する黒色酵母様の集落を呈する

■ スライド培養 LPCB 所見
　（PDA, 25 ℃, 4 週間，×400）

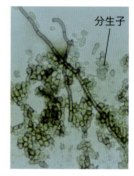

分生子

分生子は淡褐色で楕円形ないしピーナッツ型の 1〜2 細胞性の酵母様を呈し，一部は，菌糸側壁から連続性に形成していた

── 形態学的な特徴と遺伝子検査の結果から，原因菌は ──
Hortaea werneckii

病理

PAS 染色, グロコット染色ともに角質に多数の菌糸・胞子を認めた。
検体：足底の皮膚

■ PAS 染色所見（×400）

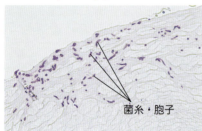

菌糸・胞子

■ グロコット染色所見（×400）

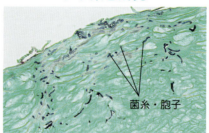

菌糸・胞子

第9章 足

治療

- 外用抗真菌薬で治療する。
- 本症例ではルリコナゾールクリームによる外用治療を2カ月行ったが，患者はその後，受診しなかった。

著者からひとこと！

- ダーモスコピー所見から悪性黒色腫が疑われたので生検しましたが，じつは黒癬でした。色素性病変と一致しない場合には，KOH検査が大切だと改めて感じたケースでした。
- 地球温暖化に伴い増加していくことが予測され，手掌・足底の黒褐色斑の鑑別疾患の1つとして留意すべきです。

（写真は，Mako S, Utako K, et al.: Dermoscopic Examination of Tinea Nigra on the Plantar Foot Unveils a Parallel Ridge Pattern Mimicking Acral-Lentiginous Melanoma. Med Mycol J 65; 103-106, 2024 より転載）

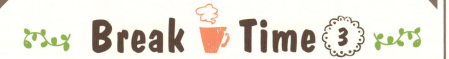

Break Time ③

カメラとともに

野口博光

「カメラを肌身離さず」――これは比留間先生の教えです。医局にカメラを忘れたままアルバイトに行くと，よく叱られたものです。

1992年当時，医療用カメラの「メディカルニッコール」は大きなリングライトがついてバッテリーケースを含めると4kgもあり，弾倉を装填した小銃と同じくらいの重さでした。現像に出すと，そのまま学会用のスライドとして使用できましたが，一発勝負のため，ピンボケしていたら使い物になりませんでした。

時代とともにカメラは軽量化し，デジタル化によって何度でも撮り直しができるようになりました。さらに画像の補正も可能になり，GOKOカメラのエスカルゴを装着すればピンボケを防ぐこともできます。しかし，iPhoneやiPadのカメラにはまだ課題が多いようです。レンズが小さく解像度が低いうえにAI補正がかかるため，見たままの画像を得るのが難しいのです。

「記録を残すことが臨床医の務め」――恩師のこの言葉を胸に，自衛隊の演習やPKOの派遣先でも，そして還暦を迎えた今も，皮膚病の写真を撮り続けています。

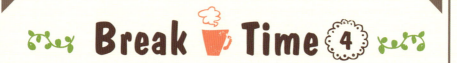

真菌学会の魅力

野口博光

　日本医真菌学会の会員は約1,000人。研究対象は白癬菌だけでなく，カンジダやアスペルギルスなど多様な真菌が含まれます。学会には皮膚科医だけでなく，呼吸器内科や血液内科，眼科，産婦人科の先生方も参加しています。
　皮膚科外来の約10%が表在性真菌症であり，真菌学は皮膚科にとって重要な分野です。しかし，医真菌学会の専門医は約60人と少なく，貴重な存在です。皮膚科では研究材料に困ることが少ないため，大学病院に所属せずとも研究を続ける先生が多くいます。
　日本医真菌学会には医学系の研究者だけでなく，薬学，獣医学，理学，農学など幅広い分野の科学者が集まっています。最近はOne Healthという考え方が注目されており，人・動物・環境の健康を総合的に守る取り組みが進められています。たとえば，白癬菌はネコから人に感染することがあり，獣医師と医師の連携が重要です。また，アゾール系農薬の過剰使用は耐性菌の増加を招く可能性があり，人・動物・環境を一体的に管理する必要があります。
　日本医真菌学会は新入会員を募集中です。みなさんも「カビ友」になりませんか？

chapter 10

第10章

爪

第 10 章　爪

臨床でみる頻度 ★☆☆　　診断治療の難易度 ★★★

Case No.60　手の爪が黒くなった

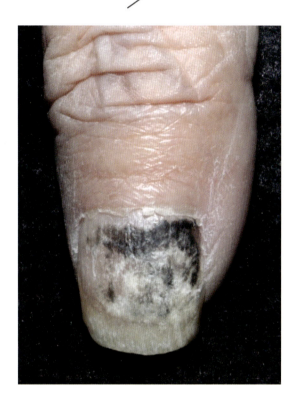

82歳, 男性, 元農業　慢性心不全, 半身麻痺あり

【現病歴】
　他院内科医が右第1指の黒色爪に気づき悪性黒色腫を疑い当院に紹介された。

【初診時所見】
　右第1指爪が混濁肥厚し, 中央から近位側が黒変していたが, ハッチンソン徴候はなかった。

No.60

想定される疾患

●爪下悪性黒色腫　●爪カンジダ症　●爪白癬　●真菌性黒色爪

爪カンジダ症や爪白癬でも黒色爪を呈することがあります

やることは

●ダーモスコピー検査　←　悪性黒色腫を除外する
●直接鏡検　　　　　　←　爪真菌症を疑う

診断のヒント　臨床ではココを診る

■ダーモスコピー検査所見（×20）

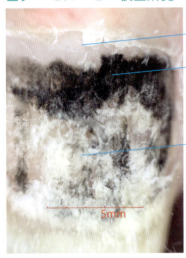

- 正常爪
- 黒色無構造領域
- 白色乱反射と混在する不規則な黒色色素小点

5mm

本症例ではダーモスコピー検査所見で均一な色素沈着に粗い粒子の顆粒を認めた。悪性黒色腫ならば，色素性病変なので径0.1mm以下の微細な黒色顆粒を呈すはずである。このため，悪性黒色腫を除外できた。
→ ということは，真菌性黒色爪ではないか…？

第 10 章　爪

診断

鏡検
■ KOH 検査所見（×400）

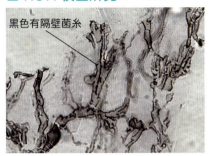

黒色有隔壁菌糸

検体：爪

Answer
臨床症状…黒色爪がみられる
鏡　検……黒色有隔壁菌糸を認める

以上のことから，診断は
真菌性黒色爪
（爪黒色菌糸症）

培養
■ 平板培養所見
（SDA, 30 ℃, 1 週間）

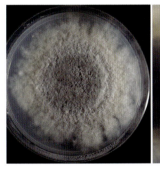

表面（左）は灰白色絨毛状の集落を，
裏面（右）は漆黒の色素沈着を呈した

■ スライド培養 LPCB 染色所見
（PDA, 30 ℃, 2 週間, ×400）

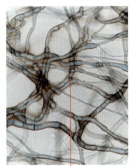

褐色有隔壁菌糸

病理
■ PAS 染色所見（×400）

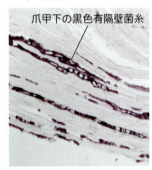

爪甲下の黒色有隔壁菌糸

検体：爪

遺伝子解析

分離菌の rDNA ITS1 領域の遺伝子配列は *Botryosphaeria dothidea* の基準株（CBS115476）と 99% の相同性があったので同種であると考えられる。

― 以上のことから，原因菌は ―
Botryosphaeria dothidea

ここがPOINT

Neoscytalidium dimidiatum

　分離菌の rDNA ITS1 領域の遺伝子配列はまた，熱帯亜熱帯では爪真菌症の主要な原因菌である *N. dimidiatum* の基準株と 97% の相同性があり，近縁種でした。
　N. dimidiatum による爪真菌症は 67% の症例に黒色爪を生じます。
　N. dimidiatum による爪真菌症の国内での報告はありませんが，地球温暖化の影響で今後遭遇する可能性があります。

治 療

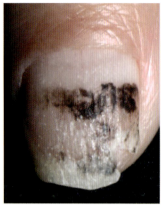
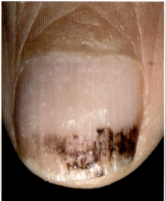
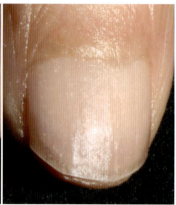

エフィナコナゾール外用後　同　　　同
1カ月　　　　　　　　　　4カ月　　7カ月

■治療の考えかた
・非白癬性糸状菌による爪真菌症にはエフィナコナゾールやホスラブコナゾールなど新規アゾール系抗真菌薬を用いる。
・分離菌のMICを調べて感受性の高い抗真菌薬を選択するが，テルビナフィンやイトラコナゾールに感受性が低く難治であることが多い。

■本症例の治療経過
・エフィナコナゾールの1日1回の外用を行い治癒した。
・手の爪は足の爪の半分の厚さなので，外用剤の透過性が高く，エフィナコナゾールの外用は奏功した。

表　分離菌の感受性試験結果

抗真菌薬	MIC（μg/mL）
アムホテリシンB	0.25
エフィナコナゾール	1.0
テルビナフィン	0.5
イトラコナゾール	> 16
フルコナゾール	> 64

> 著者から
> ひとこと！

● *Botryosphaeria dothidea* は，リンゴなどの果物の表面に黒点（bot rot）を生じる植物の病原真菌で，ヒト感染症は本例が世界で初めてでした。

（写真は，Noguchi H, Hiruma M, Matsumoto T, et al. : Fungal melanonychia: ungual phaeohyphomycosis caused by *Botryosphaeria dothidea*. Acta Derm Venereol 97; 765-766, 2017より転載）

第 10 章　爪

臨床でみる頻度 ★☆☆　　診断治療の難易度 ★★★

Case No.61　手の爪が黒くなった

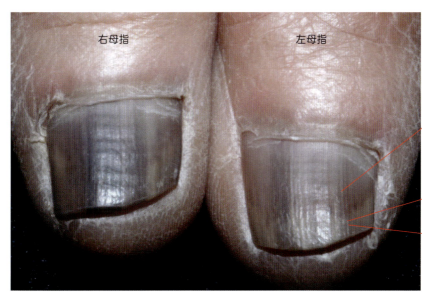

73 歳, 主婦　趣味は園芸

【現病歴】
　6 年前に両母指の黒色爪に気づいた。3 年前に当科を初診しテルビナフィン内服を 6 カ月, イトラコナゾール・パルス療法を 6 カ月, エフィナコナゾールを 12 カ月外用したが治癒しなかった。

【初診時所見】
　両母指爪にびまん性の色素沈着と爪甲剥離を認める。

想定される疾患

● 爪白癬　●爪カンジダ症　●非白癬性爪真菌症　●爪甲肥厚症など爪白癬類似疾患

やることは

●直接鏡検　⇐　爪白癬, 爪カンジダ症など爪真菌症を疑う
●真菌培養　⇐　爪真菌症の菌種を同定する

No.61

診断

鏡検
■パーカーインク KOH 検査所見（×400）

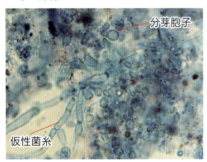

検体：爪甲下の角質

培養
■平板培養所見（SDA, 25℃, 2週間）

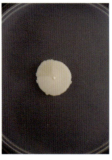

白色酵母様の集落

■スライド培養 LPCB 染色所見（SDA, 25℃, 2週間, ×400）

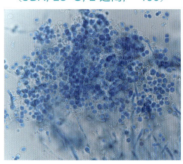

胞子の集塊と仮性菌糸を認める

Answer
臨床症状…黒色爪, 爪の混濁肥厚がみられる
鏡 検……仮性菌糸, 分芽胞子の集塊を認める

以上のことから, 診断は
爪カンジダ症（黒色爪）

遺伝子解析
分離菌の rDNA ITS 領域の遺伝子配列は *Candida parapsilosis* IFM 51565 など多数の標準株と 100%（516/516 bp）の相同性があった。

―― 以上のことから, 原因菌は ――

Candida parapsilosis

治療

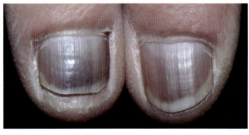

治療後 3 カ月

- 爪カンジダ症の主要な原因菌は *Candida albicans* なので, イトラコナゾールで治療する。しかし, *C. parapsilosis*, *C. tropicalis* などの non-*albicans* による爪カンジダ症は多剤耐性の可能性があるため, 感受性試験を行ったうえで薬剤を選択する。
- 本症例はホスラブコナゾール 100 mg/日の 3 カ月内服で治癒した。

著者からひとこと！
● 爪カンジダ症も黒色爪を呈することがあるんです。

（写真は, Noguchi H, Matsumoto T, Kimura U, et al. : Fungal melanonychia caused by *Candida parapsilosis* successfully treated with oral fosravuconazole. J Dermatol 46; 911–913, 2019 より転載）

第10章 爪

臨床でみる頻度 ★★★　診断治療の難易度 ★☆☆

Case No.62 足の爪が白くなった

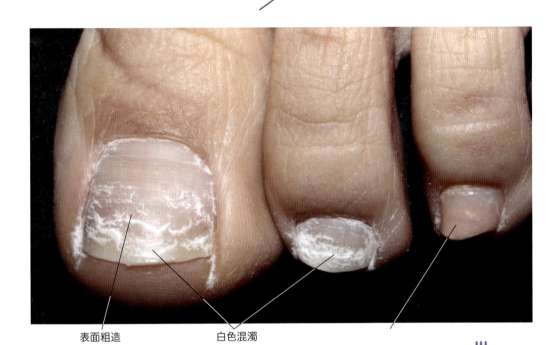

表面粗造　　白色混濁

これはペディキュアです。診察時，ペディキュアは取って診察するのが正解です！あちゃ〜

53歳, 女性　基礎疾患なし

【現病歴】
6カ月前に左第1, 2趾爪の混濁に気づいた。

【初診時所見】
左第1, 2趾爪の爪甲表面が粗造になり，一部白色に混濁している。

想定される疾患

●爪白癬　●爪カンジダ症　●爪甲剥離症

やることは

●直接鏡検　← 爪白癬, 爪カンジダ症など爪真菌症を疑う
●生活歴の問診　← 爪甲剥離症を否定する

診断

鏡検
■パーカーインク KOH 検査所見（×400）

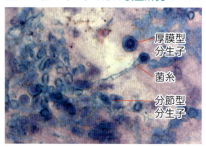

厚膜型分生子
菌糸
分節型分生子

検体：左第1趾爪の剥離片

Answer
臨床症状…爪の白色混濁がみられる
鏡　検……菌糸・胞子を認める

以上のことから，診断は

爪白癬
（表在性白色爪真菌症）

―― 以上のことから，原因菌は ――

Trichophyton interdigitale

治療

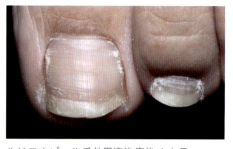

ルリコナゾール爪外用液治療後4カ月

- 表在性白色爪真菌症 superficial white onychomycosis（SWO）は従来の外用抗真菌薬でも治療できる。
- 本症例は，5% ルリコナゾール爪外用液の4カ月の塗布で治癒した。

著者からひとこと！

- SWO の原因菌は主に *T. interdigitale* で，名前が示すように病変は足に限局することが多いです。
- 稀な病型で，頻度は爪白癬の1〜2%です。女性に多い傾向があります。複数爪の感染が高頻度にみられます。
- HIV 感染など免疫不全患者の指爪には，*T. rubrum* による SWO が生じます。

第 10 章 爪

臨床でみる頻度 ★☆☆　　診断治療の難易度 ★★★

Case No.63　足の爪が黒くなった

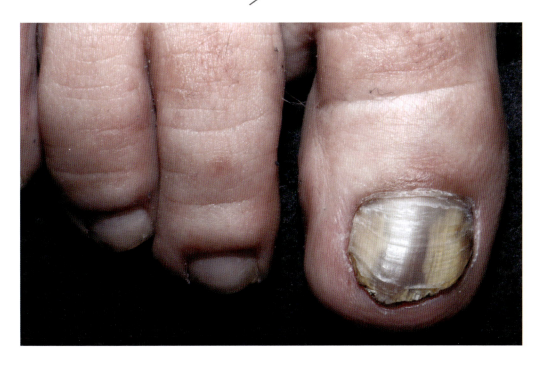

44 歳, 女性, 主婦　基礎疾患なし

【現病歴】
　4 年前より爪の混濁に気づいたが放置していた。ハイヒールを履いて内出血した後に生じたという。

【初診時所見】
　右第 1 趾爪に混濁肥厚を認めた。他の爪には病変がなく, 足白癬はなかった。

No.63

> 想定される疾患

●爪白癬　●非白癬性爪真菌症

> やることは

●直接鏡検　　　　　　　　　　　　　← 爪白癬や非白癬性爪真菌症を疑う
●白癬菌抗原検査（デルマクイック®爪白癬）← 爪白癬を疑う
●真菌培養　　　　　　　　　　　　　← 非白癬性爪真菌症を疑う

臨床ではココを診る

■臨床像は爪白癬様

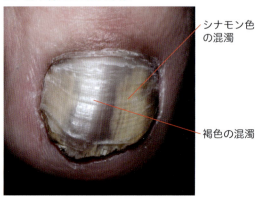

シナモン色の混濁

褐色の混濁

シナモン色の混濁が主病変，褐色の混濁が主病変に伴う色素沈着と考えられる。爪甲はノギスで計測すると2.3mmに肥厚していた

■デルマクイック®爪白癬による検査では陰性であった

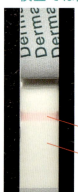

コントロールライン（赤色）

テストライン（紫色）は出ない

デルマクイック®爪白癬では，陰性を示した。
→ 非白癬性爪真菌症では……。
　ただし，アスペルギルス属やフサリウム属では陽性を示すことが多いので，それ以外の珍しい菌種による非白癬性爪真菌症かも…？

第10章 爪

診断

鏡検

■ KOH 検査所見（×400）

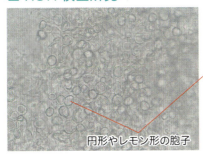

円形やレモン形の胞子

検体：爪の先端

■ パーカーインク KOH 検査所見（×400）

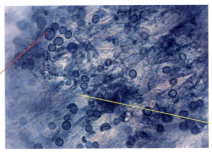

微細な菌糸

検体：爪の先端

培養

■ 平板培養所見
（SDA, 25℃, 4週間）

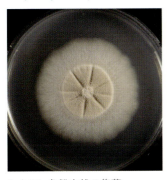

シナモン色粉末状の集落

■ スライド培養 LPCB 染色所見
（×400）（PDA, 25℃, 4週間）

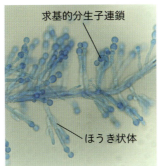

求基的分生子連鎖

ほうき状体

Answer

臨床症状；爪の混濁肥厚がみられる
鏡検；円形やレモン形の胞子を認める

以上のことから，診断は

非白癬性爪真菌症

病理

■ PAS 染色所見（×400）

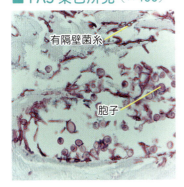

有隔壁菌糸

胞子

検体：爪

遺伝子解析

分離菌の rDNA ITS 領域の遺伝子配列は *Scopulariopsis brevicaulis* のタイプ由来株（MUCL40726）と 99% の相同性があった。

—— 以上のことから，原因菌は ——

Scopulariopsis brevicaulis

ここが POINT

S. brevicaulis 爪真菌症の診断

診断はなかなか難しいのですが，直接鏡検 ×400 の視野で特徴的な胞子を認め，白癬菌抗原検査が陰性であることが，手がかりとなります。

治療

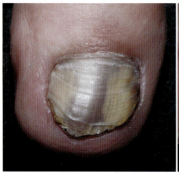
初診時

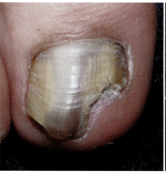
ホスラブコナゾール
内服後2カ月
改善がみられない

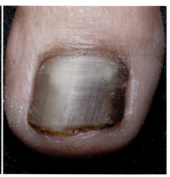
エフィナコナゾール
外用後3カ月
混濁面積が縮小している

■治療の考えかた
- 非白癬性糸状菌による爪真菌症にはエフィナコナゾールやホスラブコナゾールなど新規アゾール系抗真菌薬を用いる。
- 分離菌のMICを調べて感受性の高い抗真菌薬を選択するが、テルビナフィンやイトラコナゾールに感受性が低く難治である(表)。

■本症例の治療経過
- ホスラブコナゾールの内服2カ月で症状に改善がみられなかったため、エフィナコナゾールの外用を行った。
- 3カ月後に改善を認めたが、その後、受診がなく、治癒の確認には至らなかった。

表　分離菌の感受性試験結果

抗真菌薬	自験例 MIC（μg/mL）	順天堂浦安例 MIC（μg/mL）
エフィナコナゾール	0.13	―
テルビナフィン	4	4
イトラコナゾール	>16	>32
ホスラブコナゾール	2	―

Kimura U, Hiruma M, Kano R, et al.: Onychomycosis caused by *Scopulariopsis brevicaulis*: The third documented case in Japan. J Dermatol 46; e167-e168, 2019

著者からひとこと！

- 非白癬性爪真菌症の原因菌のうち *S. brevicaulis* は、欧米では最も多い原因菌です。一方、わが国での報告は珍しく、本例が4例目でしたが、見過ごされている可能性もあるので、ぜひぜひ培養しましょう。

（写真は、Noguchi H, Matsumoto T, Kimura U, et al.: Textbook case of onychomycosis caused by *Scopulariopsis brevicaulis*. J Dermatol 49; e38-e39, 2022 より転載）

第 10 章　爪

臨床でみる頻度 ★☆☆　　診断治療の難易度 ★★★

Case No.64 足の爪が変色している

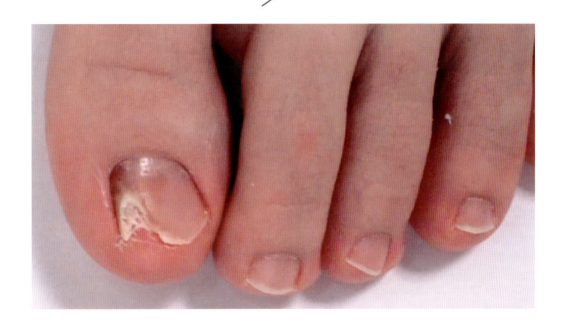

33 歳, 女性, 事務職　基礎疾患なし

【現病歴】
　5 年前より左第 1 趾爪に混濁があり, テルビナフィン, ホスラブコナゾール, 爪白癬外用液(ルリコナゾール, エフィナコナゾール)を使用したが, 治癒しない。

【初診時所見】
　左第 1 趾爪に白色混濁と爪甲剥離があり, 混濁爪の面積比は 30.0% である。

No.64

> 想定される疾患

●テルビナフィン耐性爪白癬　●非白癬性爪真菌症　●爪甲剥離症

> やることは

● 直接鏡検　←　爪白癬や非白癬性爪真菌症を疑う
● 白癬菌抗原検査　←　爪白癬を疑う。爪カンジダ症や爪甲剥離症などの爪白癬類似疾患を否定する
● 真菌培養　←　非白癬性爪真菌症を疑う

診断のヒント　臨床ではココを診る

■ 白癬菌抗原検査（デルマクイック® 爪白癬）は陰性であった
・抗真菌薬耐性爪白癬は除外できた。
・爪カンジダ症は、デルマクイック® 爪白癬では陰性になる。したがって爪カンジダ症を否定するには、直接鏡検を行わなければならない。

■ イトラコナゾールのパルス療法を行ったが感染面積は拡大した
・爪白癬外用剤で爪甲剥離が悪化することはあるが、内服治療で悪化することは通常はないので、爪甲剥離症は否定できる。
・爪カンジダ症にはイトラコナゾールが有効であるが、本症例では悪化しているので、カンジダではないと推測される。

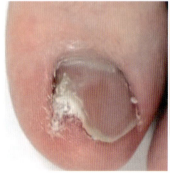
初診時

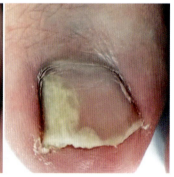
治療後3カ月
感染面積が拡大した

イトラコナゾール、ホスラブコナゾール、爪白癬外用剤のエフィナコナゾール、ルリコナゾールなどのアゾール系薬剤は抗真菌スペクトラムが広いので、非白癬性爪真菌症に有効なことが多いが、本症例には無効であった…。
→ 原因菌は、多剤耐性の非白癬性糸状菌ではないだろうか？

第10章 爪

診断

鏡検
■パーカーインク KOH 検査所見
（×400）

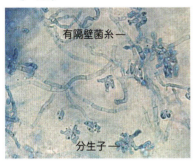

検体：爪

培養
■平板培養所見
（SDA, 25 ℃, 2 週間）

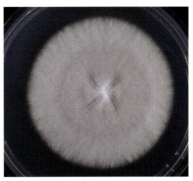

薄紫色（ライラック色）で綿毛状の集落

病理
■ PAS 染色所見
（×800）

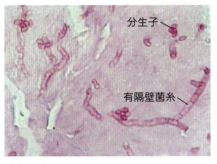

検体：爪

― 以上のことから，原因菌は ―

Purpureocillium lilacinum

Answer

臨床症状…爪甲の混濁がみられる
鏡　検……有隔壁菌糸と分生子を認める
病　理……PAS 染色で有隔壁菌糸と分生子を認める

以上のことから，診断は
非白癬性爪真菌症

おさらい ▶ 皮膚真菌症マニュアル P.134

治療

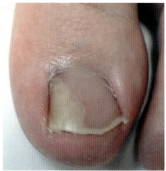 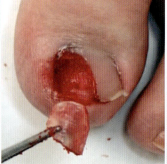 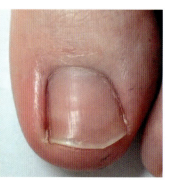

抜爪前　　　　　　　　部分抜爪時　　　　　　　追加の部分抜爪後5カ月

■治療の考えかた
- 非白癬性爪真菌症にはアゾール系薬剤を用いるが，*P. lilacinum* はイトラコナゾールに自然耐性があるため，エフィナコナゾールやホスラブコナゾールなど新規アゾール系抗真菌剤を用いる。

■本症例の治療経過
- 局所麻酔下に部分抜爪を行い，2カ月後，感染爪の辺縁から2 mm 離して再度，部分抜爪を行った。その5カ月後治癒した。
- 抜爪後感受性試験（表）で有用と評価されたエフィナコナゾールの1日2回外用を併用した。

表　分離菌の感受性試験結果

抗真菌薬	MIC（μg/mL）
アムホテリシンB	>2
エフィナコナゾール	0.03
テルビナフィン	1
イトラコナゾール	>2
ルリコナゾール	0.06
ラブコナゾール	1

著者からひとこと！

この症例ではあらゆる抗真菌薬が奏効しなかったので，部分抜爪を行ったところ，治癒に至りました。こんな難治例もあります。
- 爪真菌症に対しては新薬も出て治療の選択肢が増えているものの，非白癬性爪真菌症のなかには，治療に抵抗する菌種もあります。
- *P. lilacinum* による爪真菌症は，発表した時点で本症例が世界で4例目，日本では初めてでした。珍しい菌をみたら，ぜひ発表しましょう。

（写真は，Sakai S, Ebata T, Nishio H, et al. : Onycomycosis caused by *Purpureocillium lilacinum*. Mycopathologia; 189: 83, 2024 より転載）

第 10 章　爪

臨床でみる頻度 ★☆☆　　診断治療の難易度 ★★★

Case No.65 足の爪が変色している

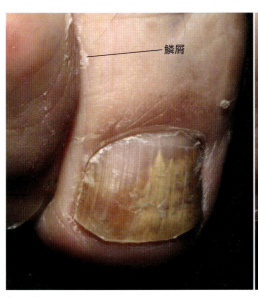
初診時（鱗屑）

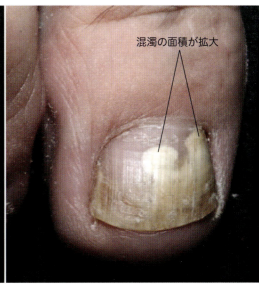
テルビナフィン内服後 2 カ月（混濁の面積が拡大）

73 歳, 女性, 農業　基礎疾患なし

【現病歴】
　1 カ月前に右第 1 趾爪の混濁に気づいた。

【初診時所見】
　右第 1 趾爪に黄褐色混濁（混濁面積 64.8%）と軽度（1.1 mm）の肥厚があり, 趾間に鱗屑もある。

【内服治療後 2 カ月】
　テルビナフィンの内服で, 混濁面積は 71.4% に拡大した。

No.65

想定される疾患

● テルビナフィン耐性爪白癬　● 非白癬性爪真菌症

やることは

● 直接鏡検　← テルビナフィン耐性爪白癬や非白癬性爪真菌症を疑う
● 真菌培養　← 菌種の同定と薬剤感受性検査を行う

診断のヒント 臨床ではココを診る

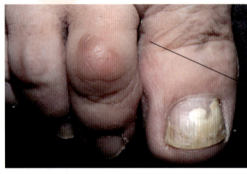

→ 鱗屑は消失した

テルビナフィンは足白癬には有効で，趾間の鱗屑は消失したが，爪の混濁は拡大した

テルビナフィンが無効な爪真菌症なのだ…。テルビナフィン耐性爪白癬も考えられたが，趾間の足白癬は治癒している。
→ 非白癬性爪真菌症か…？
非白癬性爪真菌症なら，日本では爪アスペルギルス症，フサリウム爪真菌症の報告が多いが…。

第 10 章　爪

診断

鏡検
■ パーカーインク KOH 検査所見（×400）

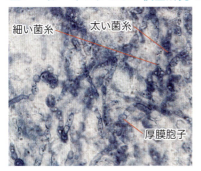

検体：爪の先端
大小不同の有隔壁菌糸が混在して白癬菌と異なる形態である

Answer
臨床症状…爪の混濁がみられる
鏡　検……有隔壁菌糸，厚膜胞子を認める

以上のことから，診断は
非白癬性爪真菌症

おさらい ▶ 皮膚真菌症マニュアル P.134

培養
■ 平板培養所見
　（SDA, 25 ℃, 6 週間）

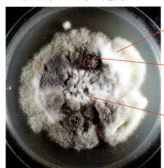

周囲は白色絨毛状
赤褐色の浸出液
放射状の溝

緑色スエード状の集落を呈する

■ スライド培養 LPCB 染色所見
　（×800）（PDA, 25 ℃, 2 週間）

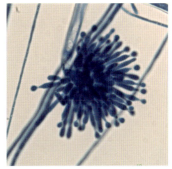

アスペルギルス属に典型的な分生子頭

—— 以上のことから，原因菌は ——

Aspergillus versicolor

ここが POINT

爪アスペルギルス症は様々な菌種で生じる

　本症例の *A. versicolor* や *A. sydowii*（*Aspergillus* section *Versicolores*）は，基礎疾患がない患者に DLSO を生じることが多い（文献）。

文献）Noguchi H, Matsumoto T, Kimura U, et al. : Non-dermatophyte mould onychomycosis in Japan. Med Mycol J 61; 23-31, 2020

No.65

治療

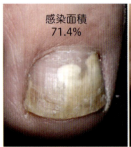
感染面積 71.4%
テルビナフィン内服後2カ月

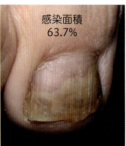
感染面積 63.7%
エフィナコナゾール外用後1カ月

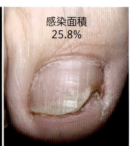
感染面積 25.8%
同 外用後3カ月

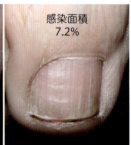
感染面積 7.2%
同 外用後8カ月

■治療の考えかた
- 爪アスペルギルス症はテルビナフィン無効例が多いので，抗真菌スペクトラムが広いアゾール系抗真菌薬（イトラコナゾール，エフィナコナゾールなど）を用いる。

■本症例の治療経過
- エフィナコナゾールの外用10カ月で治癒した。
- 分離菌はエフィナコナゾールに感受性が高く，テルビナフィン耐性であった（表）。

表　分離菌の感受性試験結果

抗真菌薬	MIC（μg/mL）
エフィナコナゾール	0.00098
テルビナフィン	>16
イトラコナゾール	0.063

> 著者からひとこと！
> - 爪アスペルギルス症は，高齢者，15年以上の糖尿病歴，農業従事者がハイリスクでした（スリランカ180例の集計による（文献））。
> - わが国では1980年から26例しか報告がありません。原因菌は *A. niger* 9例（35%），*A. terreus* 5例（19%），*A. sydowii* 4例（15%），*A. flavus* 4例（15%）などでした。

（写真は，Noguchi H, Hiruma M, Matsumoto T, et al. : Ungual aspergillosis successfully treated with topical efinaconazole. J Dermatol 44; 848–850, 2016 より転載）

文献）Wijesuriya TM, Kottahachchi J, Gunasekara TD, et al. : *Aspergillus* species: An emerging pathogen in onychomycosis among diabetics. Indian J Endocrinol 19; 811–816, 2015

第 10 章　爪

臨床でみる頻度 ★★★　　診断治療の難易度 ★★★

Case No.66　足の爪が変色して肥厚した

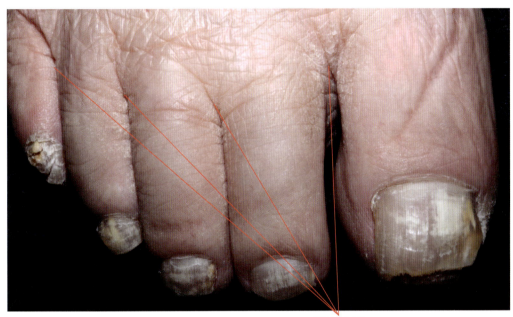

鱗屑・紅斑

81歳, 男性, 農業　2型糖尿病(HbA1c 7.0%)あり

【現病歴】
　7年前より股部白癬を繰り返し, 他院でテルビナフィン, ケトコナゾール, ラノコナゾールなどの外用抗真菌薬による治療を受けていた。

【初診時所見】
　右足の第1～5趾爪に黄白色の混濁を認め, 第1趾爪の厚さは2.5 mmであった。趾間に鱗屑・紅斑がある。自覚症状はない。

No.66

想定される疾患

●爪白癬　●非白癬性爪真菌症　●爪甲肥厚症など爪白癬類似疾患

やることは

●直接鏡検　　　　　　　　　　　　⇐ 爪真菌症を疑う。爪白癬類似疾患を否定する
●白癬菌抗原キットによる抗原の検出　⇐ 爪白癬を疑う
●他の部位の診察　　　　　　　　　　⇐ 足白癬, 体部・股部白癬の合併を疑う

診断のヒント 臨床ではココを診る

■厚さ 2 mm 以上が重症

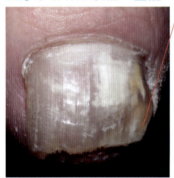

ノギスで爪の厚さを計測する

混濁比 = (1 - 2/18) ×10 = 9
重症度と治療効果の判定には第1趾爪を用いる

■混濁が後爪郭に近いほど重症

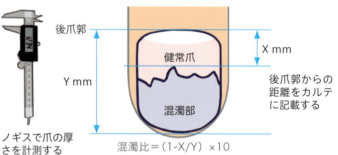

後爪郭からの距離をカルテに記載する

混濁比 = (1-X/Y) ×10

治験では画像解析ソフト Image J で感染面積を計測して治療効果を判定するが, 実臨床では混濁比を用いる

■他の部位の白癬を調べる

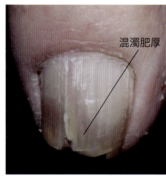 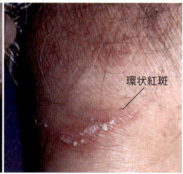

混濁肥厚　　　　　　　環状紅斑

対側の左第1趾に爪白癬(左), 股部白癬(右)を疑われる所見がみられた

爪白癬は白癬の慢性型なので, 他の部位の白癬の合併に注意しましょう。

230

第10章 爪

診断

鏡検
■ パーカーインク KOH 検査所見（×400）

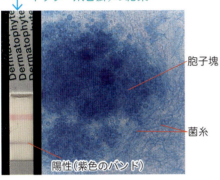

白癬菌抗原キット（デルマクイック® 爪白癬）の結果
陽性（紫色のバンド）
胞子塊
菌糸

検体：右第1趾爪の先端

Answer
臨床症状…爪甲に白色の帯状斑がみられる
鏡　検……右第1趾爪からの検体で微細な菌糸と胞子塊（dermatophytoma）を，股部および左第1趾爪では菌糸を認める
・白癬菌抗原キット…右第1趾爪，陽性

以上のことから，診断は
爪白癬＋股部白癬

Dermatophytoma については
おさらい ▶ 皮膚真菌症マニュアル P.127

培養
■ スライド培養 LPCB 染色所見（PDA, 25℃, 1週間, ×400）

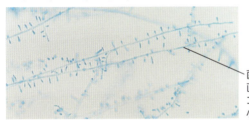

菌糸から直生するゴマ粒状小分生子

病理
■ PAS 染色所見（×800）

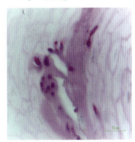

菌体の周囲に細胞外多糖体からなるバイオフィルムが赤色に染色された

—— 以上のことから，原因菌は ——
Trichophyton rubrum

スライド培養でみられた所見は電線に鳥が止まっているように見えることから外国の教科書では Birds on a wire と呼ばれます。

感受性試験・遺伝子解析

治療期間が長く難治であったため，薬剤感受性試験を行ったところ，テルビナフィン耐性白癬菌であることがわかった。さらに遺伝子解析をしたところ，菌株のスクアレンエポキシダーゼ遺伝子にアミノ酸置換（Leu393Phe）を伴う点変異を認めた。

ここが POINT

テルビナフィン耐性は，真菌細胞膜合成に関与するスクアレンエポキシダーゼの遺伝子変異によります。2020年，わが国の多施設共同調査では分離菌の2.3%（5/210株）にテルビナフィン耐性を認めましたた（文献）。

文献）Hiruma J, Noguchi H, Hase M, et al. : Epidemiological study of terbinafine-resistant dermatophytes isolated from Japanese patients. J Dermatol 48; 564–567, 2021

No.66

治療

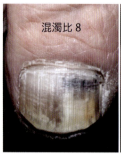
混濁比 8
治療後 3 カ月

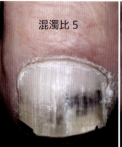
混濁比 5
治療後 6 カ月

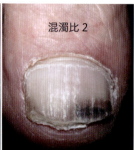
混濁比 2
治療後 8 カ月

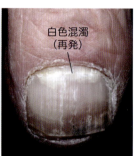
白色混濁（再発）
治療後 9 カ月

■治療の考えかた
- 通常，爪白癬では，テルビナフィンの連続投与，イトラコナゾールのパルス療法，ホスラブコナゾール 3 カ月の短期治療がある。
- 混濁比が 10 の重症例では 1 年以上の治療期間を要する。

■本症例の治療経過
①ホスラブコナゾールの 3 カ月内服治療
- 混濁比は内服 8 カ月後に 2 になったが，9 カ月後に後爪郭に白色混濁を認め再発と評価した。
- 再発後はホスラブコナゾール 8 カ月間の連続投与を行って治癒した（自費診療）。

■難治例での治療方針の変更
- ホスラブコナゾールの内服後 6 カ月で混濁比の改善率が 55％以下の場合には，2 クール目の内服 3 カ月を追加する(文献1)。

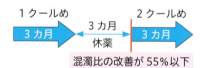

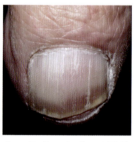

ホスラブコナゾール連続投与後 8 カ月

（写真は，Noguchi H, Matsumoto T, Kubo M, et al.: Dermatophytoma caused by terbinafine-resistant *Trichophyton rubrum* treated with fosravuconazole. J Dermatol 49; e407–e408, 2022 より転載）

> **著者からひとこと！**
> - 2018 年のインドの多施設共同調査ではテルビナフィン耐性白癬菌が 78％（314/402 株）に分離されました(文献2)。
> - 抗真菌薬耐性白癬菌による難治性爪白癬には今後注意が必要です。薬剤耐性菌の出現も考慮し，無効例では薬剤を切り替えるなどの対応が必要。

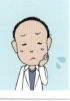

文献1) Naka W, Tsunemi Y: Effects of additional oral fosravuconazole l-lysine ethanolate therapy following inadequate response to initial treatment for onychomycosis; A multicenter, randomized controlled trial. J Dermatol 51; 964–972, 2024
文献2) Ebert A, Monod M, Salamin K, et al.: Alarming India-wide phenomenon of antifungal resistance in dermatophytes: A multicentre study. Mycoses 63; 717–728, 2020

第 10 章　爪

臨床でみる頻度 ★★★　　診断治療の難易度 ★★☆

Case No.67　足の爪が変色して剥離した

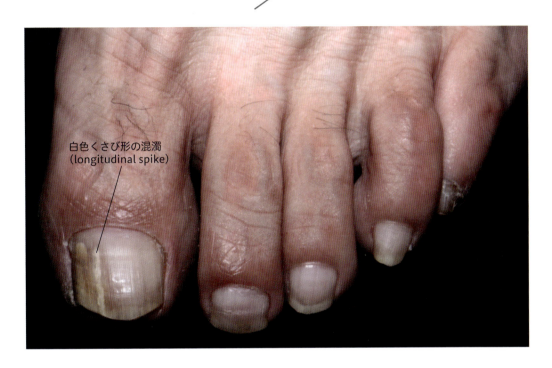

白色くさび形の混濁
(longitudinal spike)

68 歳，男性　基礎疾患なし

【現病歴】
　8 年前より左足の足白癬に対してトルナフタートを間欠的に外用していた。最近，左第 1 趾爪の混濁に気づいた。

【初診時所見】
　左第 1 趾爪に白色くさび形の混濁を認める。自覚症状はない。

No.67

> 想定される疾患

- 爪白癬　●非白癬性爪真菌症　●爪甲剥離症など爪白癬類似疾患

> やることは

- 他の部位の症状の有無の確認　← 足白癬の合併を否定する
- 爪の観察　← 病型を評価する
- 直接鏡検　← 非白癬菌性爪真菌症も考慮する

診断のヒント 臨床ではココを診る

■ ダーモスコピーで観察

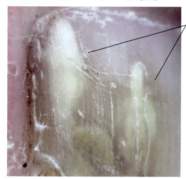

縦走する白色線条帯

くさび形混濁は dermatophytoma を示唆する

■ 他の部位の確認

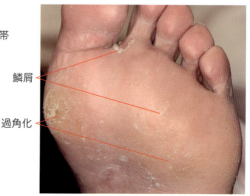

鱗屑

過角化

左足に足白癬を疑う所見がみられる

ここが POINT

dermatophytoma

　菌糸と胞子塊からなる爪甲内の fungal ball です。バイオフィルムを形成して爪床からの爪甲への薬物の到達を阻害します。
　病型が遠位側縁爪甲下爪真菌症 distal and lateral subungual onychomycosis（DLSO）で, 感染面積が 50% 以下であっても, 爪甲にくさび形の混濁を認め dermatophytoma があれば, 難治です。

第 10 章　爪

診 断

鏡検

■ パーカーインク KOH 検査所見
　（×400）

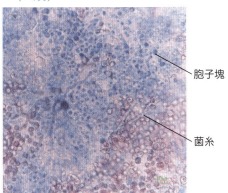

胞子塊
菌糸

検体：左第 1 趾爪の剥離片

Answer

臨床症状…爪の白色くさび形混
　　　　　濁がみられる
鏡　検……菌糸と胞子塊（dermatophytoma）を認める

以上のことから，診断は

爪白癬
（遠位側縁爪甲下爪真菌症）

培養

■ 平板培養所見
　（SDA, 25 ℃, 4 週間）

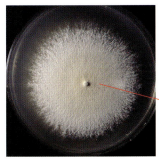

中央淡黄色

表面は白色顆粒状の集落を呈する

■ スライド培養 LPCB 染色所見
　（PDA, 25 ℃, 2 週間, ×400）

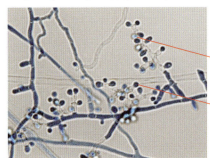

ブドウの
房状の集塊

円形の
小分生子

―― 以上のことから，原因菌は ――

Trichophyton interdigitale

治療

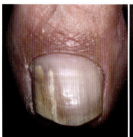 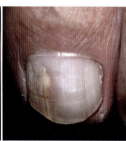 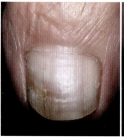 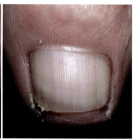

治療前　　　テルビナフィン　　エフィナコナゾール　エフィナコナゾール
　　　　　　内服後3カ月　　　外用後3カ月　　　　外用後10カ月

■治療の考えかた
- 内服抗真菌薬が第1選択である。
- くさび形混濁には10%エフィナコナゾール爪外用液や5%ルリコナゾール爪外用液など外用剤が有効である。
- 爪切りによるデブリードマンやドリルによる開窓などを行うこともある。

■本症例の治療経過
① テルビナフィンの3カ月内服で混濁面積は不変だったため,無効と評価した。
② 分離菌の感受性試験を行ったところ,テルビナフィンのMICが0.5 μg/mLで100倍程度の感受性低下を認めた。また,遺伝子検査でスクアレンエポキシダーゼ遺伝子に点変異を認め,テルビナフィン耐性菌と判明した
- 感受性の高いエフィナコナゾールの外用を10カ月行い,治癒した。
- 足白癬は,1%ルリコナゾールの3カ月外用で治癒した。

著者からひとこと！

- テルビナフィンの他にトルナフタートやブテナフィンなどの外用剤もスクアレンエポキシダーゼ阻害薬です。
- 本症例はテルビナフィンの内服歴がないので,トルナフタート外用に誘導されたテルビナフィン耐性であると考えました。
- エフィナコナゾールやルリコナゾールに耐性菌の報告はありません。

(写真は, Noguchi H, Matsumoto T, Kubo M, et al. : Effective response of dermatophytoma caused by terbinafine-Resistant *Trichophyton interdigitale* solely to topical efinaconazole. Mycopathologia 187; 421–422, 2022 より転載)

第 10 章　爪

臨床でみる頻度 ★★☆　診断治療の難易度 ★★☆

No.68 足の爪が変色して壊れる

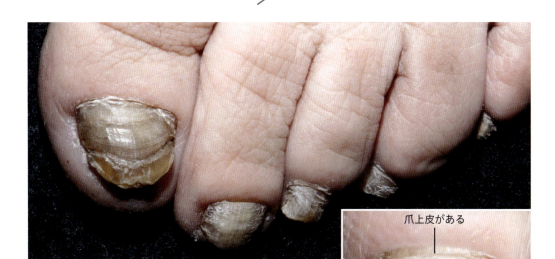

71 歳，女性　基礎疾患なし

【現病歴】
　10 年前に当院に来院し，体部白癬と遠位側縁爪甲下爪真菌症（DLSO）の爪白癬を認めたため，テルビナフィン内服を 2 週行ったが，その後，自己中断していた。爪が悪化したため，再来院した。自覚症状はない。

【初診時所見】
　左足のみ全趾の混濁肥厚を認めた。

10 年前の左第 1 趾爪所見
DLSO であった
（爪上皮がある／爪の近位に混濁はない）

想定される疾患

- 爪白癬　●非白癬性爪真菌症　●爪甲肥厚症（厚硬爪甲）　● twenty nail dystrophy

やることは

- 直接鏡検　　　　　　← 爪白癬や非白癬性爪真菌症を疑う
- 白癬菌抗原検査　　　← 爪白癬を疑い，肥厚爪を生じる爪白癬類似疾患を否定する
- 対側爪と手の爪の診察　← twenty nail dystrophy など他の爪疾患を除外する

237

診断

臨床ではココを診る

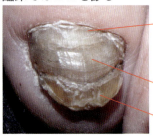
- 爪上皮の消失
- 爪母に達する混濁肥厚
- 5 mm までの爪甲肥厚

10 年前と比較して爪が変形していた

培養

平板培養とスライド培養を行った。

―― 培養の形態学的所見から，原因菌は ――
Trichophyton rubrum

鏡検

■ KOH 検査

鏡検で真菌要素を確認できなかったが，爪白癬が疑われたため白癬菌抗原検査（デルマクイック® 爪白癬）を行った。

> **Answer**
> 臨床症状…爪甲の混濁肥厚がみられる
> 鏡　検 ……真菌要素は不明である
> デルマクイック® 爪白癬
> 　………白癬菌の陽性を認める
>
> 以上のことから，診断は
> ## 爪白癬
> （全異栄養性爪真菌症）

ここが POINT

TDO は爪白癬の最重症型

全異栄養性爪真菌症 total dystrophic onychomycosis（TDO）は，DLSO や PSO など他の病型の爪白癬が無治療で放置された結果，病変が進行して爪甲が破壊された終局の像です。高齢者は爪の変形から歩行障害や転倒を生じることもあるので，自覚症状はなくても，しっかり治療します。

治療

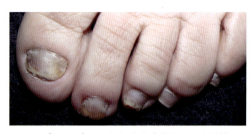

ホスラブコナゾールを 3 カ月内服し，4 カ月後混濁肥厚は改善している

- テルビナフィンなど内服抗真菌薬を用いる。
- 本症例は，ホスラブコナゾールを 3 カ月内服，4 カ月休薬し，2 クール目のホスラブコナゾールを 3 カ月投与し，治癒した。

> **著者からひとこと！**
> ● 顕著な爪甲肥厚があると，菌糸は萎縮性になってしまうため，TDO と爪甲肥厚症との鑑別は困難です。鏡検で菌が見つからない時には，デルマクイック® 爪白癬が有用なことがあります。

第 10 章　爪

臨床でみる頻度 ★☆☆　　診断治療の難易度 ★★★

Case No.69　足の爪が変色して化膿した

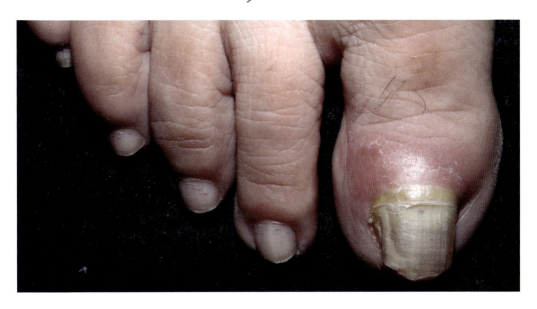

72 歳, 主婦　趣味は園芸　基礎疾患なし

【現病歴】
　2 週前に右第 1 趾の痛みを伴う爪囲炎に気づいた。外傷歴はない。

【初診時所見】
　右第 1 趾の爪甲全体が混濁肥厚し, 爪囲に疼痛を伴う発赤腫脹を認めた。右第 1 趾爪以外は健常爪で, 趾間の鱗屑もない。

239

No.69

> 想定される疾患

●爪白癬 ●非白癬性爪真菌症 ●細菌性爪囲炎

> やることは

●直接鏡検 ← 爪白癬や非白癬性爪真菌症を疑う
●膿汁のギムザ染色, 細菌培養 ← 細菌感染の合併を疑う

 臨床ではココを診る

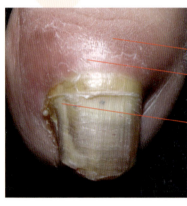

- 発赤腫脹
- 穿刺排膿部位
- くさび形混濁

右第1趾爪の他に病変はない。爪囲炎を疑い, 穿刺排膿をして, 抗菌薬の内服を行った。細菌培養は陰性であった

■初診から10日後再診時

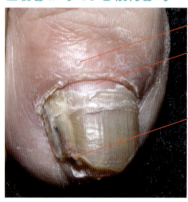

- 穿刺排膿部位
- 正常爪が出現
- 検体採取部位

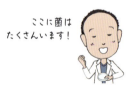

ここに菌はたくさんいます！

10日後, 発赤腫脹が軽減すると, 爪甲にくさび形の混濁が明らかになった

爪白癬で爪囲炎を伴うことはまれ。
→ 非白癬性爪真菌症なのでは…？

第10章　爪

診断

鏡検
■パーカーインク KOH 検査所見
（×400）

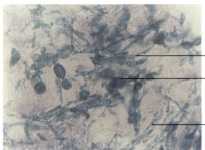
- 有隔壁菌糸
- 厚膜胞子
- 大小不同の微細な菌糸

検体：爪の先端

Answer
臨床症状…爪のくさび形混濁がみられる
鏡　検……微細な有隔壁菌糸と厚膜胞子を認める

以上のことから，診断は
非白癬性爪真菌症

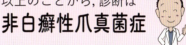

おさらい ▶ 皮膚真菌症マニュアル P.134

培養
■平板培養所見
（SDA, 25℃, 7週間）

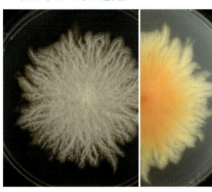

表面（左）は白色羊毛状，裏面（右）は黄褐色を呈した集落

■スライド培養 LPCB 染色所見
（PDA, 25℃, 7日間, ×400）

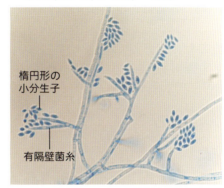
- 楕円形の小分生子
- 有隔壁菌糸

有隔壁菌糸側壁の分生形成細胞が小分生子を産生している

――以上のことから，原因菌は――

Fusarium proliferatum

ここが POINT

フサリウム属は，非白癬性爪真菌症の主要な原因菌

　フサリウム属は，すべての気候帯の土壌や植物などに広範に存在する真菌です。
　爪フサリウム属による爪真菌症は，わが国では1964年以降，18例の報告があります（文献）。爪アスペルギルス症とともに非白癬性爪真菌症の主要な原因菌です。

文献）Noguchi H, Matsumoto T, Kimura U, et al. : Non-dermatophyte mould onychomycosis in Japan. Med Mycol J 61; 23-31, 2020

治療

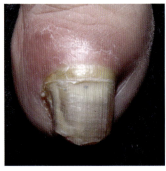
初診時

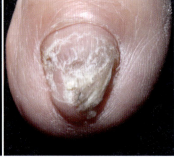
同
3カ月

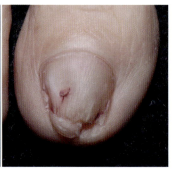
同
6カ月

■治療の考えかた
- イトラコナゾール, ホスラブコナゾールなどアゾール系内服抗真菌薬を使用する。
- エフィナコナゾールの外用が有効な場合がある。

■本症例の治療経過
- ホスラブコナゾールの内服6カ月で混濁は消失し, 菌は陰性化した。
- 1年後にも再発はみられなかったが, 爪の変形は残った。

■治療方針の変更
⇒ 3カ月の内服治療で改善がみられない場合
分離菌のMICを測定して, 感受性が高い他の抗真菌薬を用いる。

> **著者からひとこと！**
> - フサリウム爪真菌症は難治です。このため抜爪することもあります。また, 深在性真菌症に適用されているボリコナゾールが用いられることもあります。
> - イトラコナゾールおよびテルビナフィンの治癒率はそれぞれ52％（13/25）, 50％（4/8）と低いので（文献）, ホスラブコナゾールやエフィナコナゾールなど, 新しいアゾール系抗真菌薬を用いるようにしましょう。

（写真は, Noguchi H, Matsumoto T, Kimura U, et al. : Ungual hyalohyphomycosis caused by *Fusarium proliferatum* successfully treated with fosravuconazole. J Dermatol 47; e251-e253, 2020 より転載）

文献）Ranawaka RR, Nagahawatte A, Gunasekara TA: *Fusarium* onychomycosis: prevalence, clinical presentations, response to itraconazole and terbinafine pulse therapy, and 1-year follow-up in nine cases. Int J Dermatol 54; 1275-1282, 2015

第 10 章 爪

臨床でみる頻度 ★☆☆　診断治療の難易度 ★★★

Case No.70 足の爪白癬の治療をして12カ月。治らない爪がある

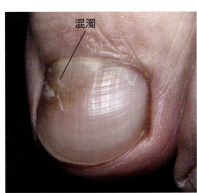
左第1趾爪
初診時所見

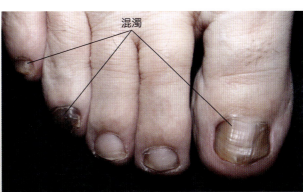
右趾爪

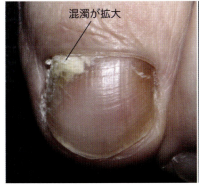
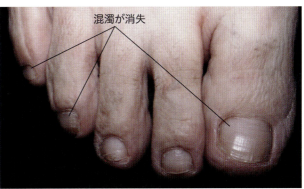

テルビナフィン12カ月内服後3カ月

66歳, 女性, 主婦　基礎疾患なし

【現病歴】
　左第1趾爪と右第1, 4, 5趾爪に混濁を認め, 爪白癬の診断でテルビナフィンを12カ月内服し全趾の混濁は消失した。しかし, その3カ月後に左第1趾爪の近位に混濁が再度出現した。

【今回の来院時所見】
　左第1趾爪の近位に混濁を認め, 他の爪は健常である。自覚症状はない。

No.70

> 想定される疾患

●爪白癬の再発　●非白癬性爪真菌症

> やることは

●直接鏡検　⇐　テルビナフィン耐性白癬菌による爪白癬を疑う
●真菌培養　⇐　非白癬性爪真菌症を疑う

診断のヒント　臨床ではココを診る

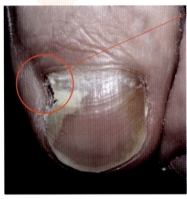

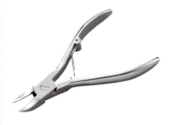

検体はニッパ型の爪切りで側縁から爪を剥離させて採取する

爪甲の近位に広がる病変（検体）を採取した状態

💡 ピピッ

テルビナフィンが無効で，PSO ???
基礎疾患がない近位爪甲下爪真菌症 Proximal subungual onychomycosis (PSO)はあまりない…。
そこで次に，アスペルギルス，フサリウムなど糸状菌による非白癬性爪真菌症を考える。

第10章 爪

診断

鏡検
■パーカーインク KOH 検査所見（×400）

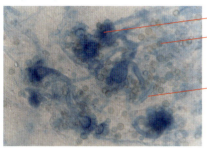
- 分生子頭
- 胞子
- 有隔壁菌糸

検体：左第1趾爪の剥離片

Answer
臨床症状…爪甲の近位に混濁がみられる
鏡　検……有隔壁菌糸, 胞子, 分生子頭を認める

以上のことから, 診断は
非白癬性爪真菌症

おさらい ▶ 皮膚真菌症マニュアル P.134

培養
■平板培養所見（SDA, 25℃, 2週間）

■スライド培養LPCB染色所見（PDA, 25℃, 2週間, ×400）

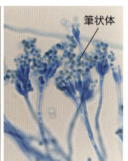

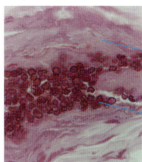
- 筆状体

緑色絨毛状の集落を呈する

病理
■PAS染色所見（×400）

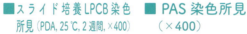
- バイオフィルム
- 胞子塊
  胞子塊と周囲のバイオフィルムが染色された

検体：爪

―― 以上のことから, 原因菌は ――
Penicillium citrinum

ここがPOINT

非白癬性爪真菌症の診断

分離菌が汚染菌でないことを証明するため, 以下6項目中3項目を満たす必要があります（文献）。
1) 直接鏡検で爪に非白癬性糸状菌（mould）を認める
2) 同一の菌が培養される
3) 同一の菌が繰り返し培養される
4) 同一の菌が複数の接種で複数の集落を形成する
5) 白癬菌が培養されない
6) 爪の病理組織検査で非白癬性糸状菌を認める

文献）Gupta AK, Drummond-Main C, Cooper EA, et al.: Systematic review of nondermatophyte mold onychomycosis: diagnosis, clinical types, epidemiology, and treatment. J Am Acad Dermatol 66; 494–502, 2012

No.70

治療

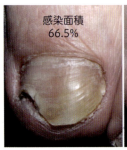
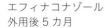
感染面積 66.5%
エフィナコナゾール外用後5カ月

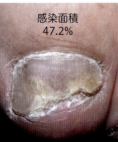
感染面積 47.2%
ルリコナゾール外用後13カ月

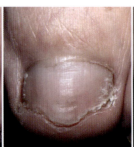
ホスラブコナゾール内服後10カ月

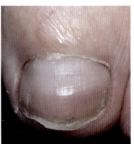
内服終了後6カ月

■治療の考えかた
- 非白癬性爪真菌症はテルビナフィン無効例が多いので，イトラコナゾール，ホスラブコナゾールなどアゾール系抗真菌薬の内服を行う（経験的治療）。
- 培養で菌が分離できれば，感受性試験を行い標的治療ができる。

■本症例の治療経過
- テルビナフィンの内服を再開したが，2カ月後感染面積が拡大したので，エフィナコナゾール爪外用液を開始したが無効だった。
- 次表のように分離菌はルリコナゾールに感受性が高かったので，ルリコナゾール爪外用液を開始したが，13カ月後も菌は陽性であった。
- クリニック負担の保険外診療でホスラブコナゾールを混濁が消失するまで10カ月内服させ，その後も再発はない。

表　分離菌の感受性試験結果

抗真菌薬	MIC（μg/mL）
エフィナコナゾール	0.25
イトラコナゾール	0.5
ルリコナゾール	0.00098
ラブコナゾール	<0.015
テルビナフィン	0.5

著者からひとこと！

- *Penicillium citrinum* は空中浮遊真菌で，柑橘系（citrus）の他に広く食品を汚染します。
- ヒト感染症は稀で，検査室では通常汚染菌とされるので，証明が難しく，本症例は世界で2例目でした。

（写真は，Noguchi H, Matsumoto T, Kimura U, et al. : Ungual hyalohyphomycosis caused by *Penicillium citrinum* successfully treated with fosravuconazole. J Dermatol 48; e608-e609, 2021 より転載）

Break Time ⑤

スポーツと爪

木村有太子

　爪は，足を安定させたり踏んばったりするのに関わります。もちろん高齢者の爪白癬の治療は転倒防止にも繋がるため大切であることは，よく知られています。スポーツにおいても健康な爪はパフォーマンス向上に重要です。そのため私は，爪白癬の患者さんには"スポーツをするかどうか"必ず尋ねています。「する」と答えた場合，「爪白癬をしっかり治せば，ゴルフのスコアも良くなるかもしれませんよ」「爪白癬を治せば，ランニングも速くなりますよ」などと励ましています。モチベーションをあげて爪白癬の治療に取り組んでもらいたくて。これは意外に効果的なので，皆さんもぜひお試しください。

Break Time ⑥

サブスペに真菌はいかがですか？

木村有太子

　最近，皮膚科専門医を取得した後に人気がある分野は美容皮膚科ですよね。でも皆さん，サブスペは1つじゃなくてもいいのですよ。私は，「先生の専門は何ですか？」と聞かれたら，レーザーと美容皮膚科と皮膚真菌症と答えています（実際，日本皮膚科学会認定美容皮膚科・レーザー指導専門医，日本レーザー学会認定レーザー専門医・指導医，そして日本医真菌学会認定真菌専門医を持っています）。どれも私にとっても大切な分野ですし，これからもずっと続けていきたいと思っています。たしかに美容皮膚科やレーザーは人気の分野です。でも，平行して真菌だってできるのです。皮膚科学にとって皮膚真菌症は重要な分野であり，途絶えさせてはなりません。
　皆さん，一緒に「カビ友」になりましょう！　（←野口先生の真似）

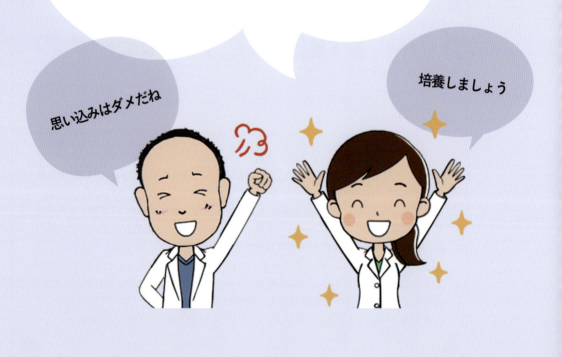

疾患別もくじ

	執筆者	Case No.	掲載 p.
第 1 章　頭部			1
頭部白癬 (*Microsporum canis*)	木村有太子	Case 3	11
頭部白癬 (*Microsporum canis*)	木村有太子	Case 4	15
頭部白癬 (*Trichophyton tonsurans*)	比留間政太郎	Case 1	3
頭部白癬 (*Trichophyton tonsurans*)	比留間政太郎	Case 5	19
頭部白癬 (*Trichophyton tonsurans*)	比留間政太郎	Case 2	7
頭部白癬 (*Trichophyton violaceum*)	木村有太子	Case 6	23
第 2 章　顔面・口唇			27
体部白癬＋頭部白癬 (*Microsporum canis*)	野口博光	Case 11	45
体部白癬 (*Trichophyton tonsurans*)	比留間政太郎	Case 8	33
体部白癬 (*Trichophyton mentagrophytes*)	野口博光	Case 9	37
体部白癬 (*Trichophyton benhamiae*)	木村有太子	Case 16	63
体部白癬＋頭部白癬 (*Trichophyton violaceum*)	野口博光	Case 12	49
体部白癬 (*Nannizzia gypsea*)	野口博光	Case 15	61
異型白癬 (*Trichophyton verrucosum*)	野口博光	Case 7	29
白癬性毛瘡 (*Trichophyton verrucosum*)	野口博光	Case 18	69
固定型スポロトリコーシス (*Sporothrix schenckii* complex)	木村有太子	Case 10	41
固定型スポロトリコーシス (*Sporothrix schenckii* complex)	野口博光	Case 14	57
カンジダ性口角びらん (*Candida albicans*)	野口博光	Case 19	71
カンジダ性口唇炎 (*Candida albicans*)	木村有太子	Case 17	65
癜風	下山陽也	Case 13	53
第 3 章　体幹			73
体部白癬 (*Trichophyton rubrum*)	木村有太子	Case 22	83
体部白癬 (*Trichophyton indotineae*)	木村有太子	Case 21	79
異型白癬 (*Trichophyton rubrum*)	木村有太子	Case 25	93
異型白癬 (*Trichophyton mentagrophytes*)	木村有太子	Case 20	75
黒色分芽菌症 (*Fonsecaea pedrosoi* complex)	比留間政太郎	Case 27	99
マラセチア毛包炎	下山陽也	Case 23	87
癜風	下山陽也	Case 24	91
皮膚限局性クリプトコックス症 (*Cryptococcus neoformans* 血清型 A)	野口博光	Case 26	95

	執筆者	Case No.	掲載 p.
第4章　腋窩			103
体部白癬 (*Trichophyton rubrum*)	野口博光	Case 28	105
カンジダ性間擦疹 (*Candida albicans*)	野口博光	Case 29	107
癜風	下山陽也	Case 30	109
第5章　股部			113
股部白癬 (*Trichophyton rubrum*)	木村有太子	Case 31	115
白癬性肉芽腫 (*Trichophyton rubrum*)	野口博光	Case 33	121
カンジダ性間擦疹	野口博光	Case 32	119
第6章　陰部			125
カンジダ性間擦疹	野口博光	Case 34	127
乳児のおむつカンジダ症（乳児寄生菌性紅斑）	下山陽也	Case 35	129
高齢者のおむつカンジダ症	下山陽也	Case 36	131
陰部カンジダ症	下山陽也	Case 37	133
第7章　上肢・下肢			137
異型白癬 (*Trichophyton rubrum*)	木村有太子	Case 43	155
異型白癬 (*Microsporum canis*)	木村有太子	Case 38	139
皮膚プロトテカ症 (*Prototheca wickerhamii*)	野口博光	Case 40	147
黒色分芽菌症 (*Fonsecaea pedrosoi* complex)	比留間政太郎	Case 39	143
皮膚黒色菌糸症 (*Exophiala oligosperma*)	野口博光	Case 41	149
皮下黒色菌糸症 (*Pleurostomophora richardsiae*)	野口博光	Case 44	157
固定型スポロトリコーシス (*Sporothrix schenckii* complex)	木村有太子	Case 45	159
リンパ管型スポロトリコーシス (*Sporothrix schenckii* complex)	比留間政太郎	Case 42	151
第8章　手			161
手白癬 (*Trichophyton benhamiae*)	野口博光	Case 46	163
手白癬 (*Trichophyton erinacei*)	野口博光	Case 52	181
黒癬 (*Hortaea werneckii*)	野口博光	Case 49	173
皮下黒色菌糸症 (*Exophiala jeanselmei*)	野口博光	Case 47	167
皮下無色菌糸症 (*Scedosporium aurantiacum*)	野口博光	Case 48	169
カンジダ性指間びらん症 (*Candida albicans*)	野口博光	Case 50	175
カンジダ性多発膿瘍，カンジダ性爪甲剥離症 (*Candida albicans*)	野口博光	Case 51	177

	執筆者	Case No.	掲載 p.
第9章　足			183
足白癬 (*Trichophyton rubrum*)	木村有太子	Case 57	197
足白癬 (*Trichophyton rubrum*)	木村有太子	Case 54	187
足白癬 (*Trichophyton rubrum*)	木村有太子	Case 58	201
足白癬 (*Trichophyton interdigitale*)	木村有太子	Case 56	193
異型白癬 (*Trichophyton rubrum*)	木村有太子	Case 53	185
真菌性趾間びらん症 (*Fusarium petroliphilum*)	野口博光	Case 55	191
黒癬 (*Hortaea werneckii*)	木村有太子	Case 59	203
第10章　爪			207
爪白癬 (*Trichophyton rubrum*)	野口博光	Case 66	229
爪白癬(表在性白色爪真菌症)(*Trichophyton interdigitale*)	野口博光	Case 62	215
爪白癬(遠位側縁爪甲下爪真菌症)(*Trichophyton interdigitale*)	野口博光	Case 67	233
爪白癬(全異栄養性爪真菌症)(*Trichophyton rubrum*)	野口博光	Case 68	237
非白癬性爪真菌症 (*Penicillium citrinum*)	野口博光	Case 70	243
非白癬性爪真菌症 (*Aspergillus versicolor*)	野口博光	Case 65	225
非白癬性爪真菌症 (*Fusarium proliferatum*)	野口博光	Case 69	239
非白癬性爪真菌症 (*Purpureocillium lilacinum*)	野口博光	Case 64	221
非白癬性爪真菌症 (*Scopulariopsis brevicaulis*)	野口博光	Case 63	217
真菌性黒色爪(爪黒色菌糸症)(*Botryosphaeria dothidea*)	野口博光	Case 60	209
爪カンジダ症(黒色爪)(*Candida parapsilosis*)	野口博光	Case 61	213

索引

和文索引

あ

悪性黒色腫	203, 210
足白癬	202
足白癬（角化型）	199, 200
足白癬（趾間型）	189
足白癬（小水疱型）	195
アスペルギルス属	227
アムホテリシン B	158
異型白癬	31, 35, 48, 77, 141, 156, 186
イサブコナゾール	172
石垣状細胞	101, 145
エキゾチックアニマル	166
遠位側縁爪甲下爪真菌症	235
おむつカンジダ症	130, 132
温熱療法	60, 146

か

疥癬	189
仮性菌糸	72, 128, 130, 132, 135, 176, 179
褐色有隔壁菌糸	150, 168
花弁状分生子	42
カンジダ性間擦疹	108, 120, 128
カンジダ性亀頭包皮炎	135
カンジダ性口角びらん	72
カンジダ性口唇炎	66
カンジダ性指間びらん	176
カンジダ性爪甲剥離症	179
カンジダ性多発膿瘍	179
汗疱	189, 195
顔面白癬	40, 64
ギムザ染色	97, 158, 179
急性汎発性浅在性白癬	141
莢膜	97
局所温熱療法	158, 160
近位爪甲下爪真菌症	244
くさび形混濁	234, 240
経験的治療	124
ケルスス禿瘡	13, 17, 21
健康保菌者	51, 140
紅色陰癬	107, 191
硬壁細胞	101, 144
黒色爪	214
黒色有隔壁菌糸	174
黒色分芽菌症	101, 145

さ

黒癬	174, 204
黒点	4, 46
黒点状白癬	5, 9
固定型スポロトリコーシス	42, 160
股部白癬	117
ゴマ粒状小分生子	231
混濁比	230

酸性メチレンブルー	88
質量分析装置	176
掌蹠角化症	198
掌蹠膿疱症	195, 202
真菌性黒色爪	211
新興感染症	166
深在性真菌症	170, 178
尋常性乾癬	85
ズームブルー	88
スクアレンエポキシダーゼ遺伝子	231, 236
スクアレンエポキシダーゼ阻害薬	236
スケドスポリウム症	171
スポロトリキン液	58
スポロトリキン反応	58, 152
スポロトリコーシス	41, 59, 152, 153
スメアの塗抹標本	97
性感染症	136
成人 T 細胞白血病	122
星芒体	43, 153
生毛部白癬	40
全異栄養性爪真菌症	238
爪甲肥厚症	238

た

ダーモスコピー検査	173, 203, 210
体部白癬	31, 35, 39, 47, 51, 62, 77, 81, 85, 94, 106, 186
ツベルクリン反応	58, 152
爪アスペルギルス症	227, 228
爪カンジダ症	214
爪黒色菌糸症	211
爪白癬	216, 231, 235, 238
手白癬	182
デブリードマン	172

テルビナフィン耐性白癬菌 …………… 81, 231	フォンタナ・マッソン染色 …………… 158
デルマクイック®爪白癬 ……… 218, 231, 238	フサリウム ………………………… 192
癜風 ………………………… 55, 92, 111	フサリウム属 ……………………… 241
動物好性白癬菌 ………… 38, 78, 164	フサリウム爪真菌症 ……………… 242
頭部白癬 ……… 5, 9, 13, 17, 21, 25, 47, 51	筆状体 ……………………………… 245
トンスランス感染症 …………… 10, 20, 36	プロトテカ症 ……………………… 148
	分生子頭 …………………………… 227

な

ナナオマイシン® ……………………… 32	ヘアブラシ培養 ……… 10, 13, 34, 51, 141
ニッパ型の爪切り …………………… 244	胞子塊 ……………………………… 245
乳児寄生菌性紅斑 …………………… 130	胞子嚢 ……………………………… 148
	墨汁染色 ……………………………… 97
	ポサコナゾール …………………… 172
	ボリコナゾール ………… 124, 172, 242

は

バイオフィルム …………………… 231, 245	
白色癜風 ……………………………… 56	

ま

白癬菌抗原キット …………………… 231	マラセチア症 ………………………… 90
白癬性肉芽腫 ……………………… 123	マラセチア毛包炎 …………………… 89
白癬性毛瘡 …………………………… 70	無色菌糸症 ………………………… 171
白苔 ………………………………… 134	面皰様黒点 …………………………… 8, 25
播種性クリプトコックス症 ………… 98	毛外性小胞子菌型寄生 ……… 13, 17, 47
抜爪 ………………………………… 224	毛外性大胞子菌性寄生 ……………… 70
ハッチンソン徴候 ………………… 209	毛内菌糸 ……………………………… 21
ハリネズミ ………………………… 182	毛内性大胞子菌型寄生 ……………… 5, 25
皮下黒色菌糸症 …………………… 158, 168	
非白癬性爪真菌症 …… 218, 219, 223, 227, 241, 245	

や

皮膚型プロトテカ症 ………………… 148	輸入真菌症 …………………………… 80
皮膚カンジダ症 ……………………… 66	ヨウ化カリウム …………………… 154
皮膚クリプトコックス症 …………… 96	
皮膚限局性クリプトコックス症 …… 97	

ら

皮膚黒色菌糸症 …………………… 150	
表在性白色爪真菌症 ……………… 216	両面テープ …………………………… 92
標的治療 …………………………… 124	

英文索引

A

A. sydowii ………………………… 227	black dot ringworm ………………… 5, 25
Aspergillus versicolor ……………… 227	Botryosphaeria dothidea …………… 211
asteroid body ……………………… 43, 153	

B

C

	C. tropicalis …………………………… 180
Birds on a wire …………………… 231	Candida albicans …… 67, 72, 108, 176, 179
black dot ………………………… 4, 46	Candida parapsilosis ……………… 214
	CHROMagar™Candida ……………… 67, 179
	CHROMagar™Candida Plus ………… 72, 108

Comma hair 24
corkscrew hair 4, 46
Cryptococcus neoformans 97

D

definitive therapy 124
dermatophytoma 231, 234

E

empiric therapy 124
Exophiala jeanselmei 168
Exophiala oligosperma 150

F

F. monophora 146
F. pedrosoi 146
flower cell 122
Fonsecaea pedrosoi complex 101, 145
Fonsecaea 型分生子 101
Fusarium petroliphilum 192
Fusarium proliferatum 241

G

gypsum 62

H

Hobelspan 現象 92, 110
Hortaea werneckii 174, 204
hyalohyphomycosis 171

M

Microsporum canis 13, 17, 47, 141
muriform cell 101, 145

N

Nannizzia gypsea 62
Neoscytalidium dimidiatum 211

non-*albicans* 214

P

Penicillium citrinum 245
Pleurostomophora richardsiae 158
Prototheca wickerhamii 148
Proximal subungual onychomycosis（PSO） 244
Purpureocillium lilacinum 223

R

Rhinocladiella 型分生子 101

S

S. globosa 59
Scedosporium aurantiacum 171
sclerotic cell 101, 144
Scopulariopsis brevicaulis 219
Sporothrix schenckii complex 42, 59, 153, 160
superficial white onychomycosis（SWO） 216

T

T. glabrum 52
total dystrophic onychomycosis（TDO） 238
Trichophyton benhamiae 165
Trichophyton erinacei 182
Trichophyton indotineae 81
Trichophyton interdigitale 195, 216, 235
Trichophyton mentagrophytes 39, 77
Trichophyton rubrum 85, 94, 106, 117, 123, 156, 189, 199, 202, 231, 238
Trichophyton tonsurans 5, 9, 21, 35
Trichophyton verrucosum 31, 70
Trichophyton violaceum 25, 51

W

Wood 灯検査 107, 191

数・記号

β-D-グルカン ································ 170

編著者紹介

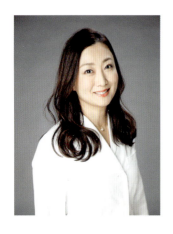

Utako Kimura, M.D., Ph.D.

木村 有太子 (きむらうたこ)

順天堂大学医学部皮膚科学講座非常勤講師　医学博士

2003 年	獨協医科大学医学部卒業，順天堂大学医学部附属順天堂医院研修医
2006 年	順天堂大学浦安病院皮膚科入局
2013 年	同　　　　　准教授
2016 年	ミュンスター大学病院（ドイツ）皮膚科留学を経て 2021 年より現職

日本皮膚科学会認定皮膚科専門医
日本医真菌学会認定専門医
日本皮膚科学会認定　美容皮膚科・レーザー指導専門医
日本レーザー医学会認定レーザー専門医
日本レーザー医学会認定レーザー指導医

趣 味　トライアスロン
1 キロも走ることができず，10 メートルしか泳げなかったのですが，5 年前から練習して完走することができました。大人になってから新しいことを始めるのは勇気がいりますが挑戦して良かった！と，しみじみ思っています。

編 著　『教えて！うたこ先生　皮膚真菌症マニュアル』（克誠堂出版）

著 書　『美容皮膚医療ホントのところ』（克誠堂出版）
　　　　　『スキルアップ皮膚レーザー治療』（中外医学社）
　　　　　『皮膚疾患最新の治療　2021-2022』（南江堂）
　　　　　　　　　　　　（いずれも分担執筆）ほか多数

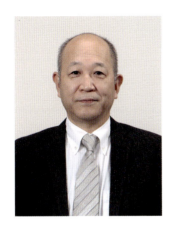

Hiromitsu Noguchi, MD, PhD

野口 博光 (のぐちひろみつ)

博麗会のぐち皮ふ科　理事長　医学博士
福岡大学医学部皮膚科学非常勤講師
熊本大学医学部皮膚科学非常勤講師

1990年	防衛医科大学校卒業
1994年	防衛医科大学校皮膚科学教室
1996年	自衛隊熊本病院
1997年	長崎大学熱帯医学研修過程修了
1998年	熊本大学大学院医学研究科入学
2002年	同　　修了後,陸上自衛隊衛生学校
2004年	熊本にのぐち皮ふ科を開院

日本皮膚科学会認定皮膚科専門医
日本医真菌学会認定専門医

趣 味　真菌の勉強。植物が好きです。今年はクリニックに隣接する農地にハウスを建てて，しいたけ栽培を始めます。

著 書　「教えて！うたこ先生　皮膚真菌症マニュアル」（克誠堂出版）
「皮膚科診療 Controversy」（中外医学社）
「皮膚科診療秘伝の書」（南江堂）
「今日の皮膚疾患治療指針　第5版」（医学書院）
　　　　　　　　　　　　　　　　（いずれも分担執筆）

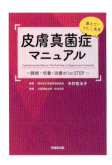

**教えて！うたこ先生
皮膚真菌症マニュアル
─鏡検・培養・治療の1st STEP─**
木村有太子　編著
B5判　248p　2022年刊行
定価9,680円（本体8,800円＋税10%）

教えて！うたこ先生
皮膚真菌症マニュアル 2 −Case集− あなたなら，この症例どう診る？
Dermatomycosis Manual 2 : Case Studies in Diagnosis and Treatment

＜検印省略＞

2025年5月1日　第1版第1刷発行

定　価　9,900円（本体 9,000円＋税10%）

編　著　　木村有太子・野口博光
発行者　　今　井　　良
発行所　　克誠堂出版株式会社
〒113-0033　東京都文京区本郷3-23-5-202
電話 03-3811-0995　振替 00180-0-196804
URL http://www.kokuseido.co.jp

印刷・製本・組版：シナノパブリッシングプレス
イラストレーション：ヤマデザインプロダクション
デザイン・レイアウト：さとうかずみ

ISBN 978-4-7719-0610-5 C3047　¥9000E
Printed in japan ⓒUtako Kimura, Hiromitsu Noguchi 2025

- 本書の複製権，翻訳・翻案権，上映権，譲渡権，公衆送信権，二次的著作物利用権は克誠堂出版株式会社が保有します。
- 本書を無断で複製する行為（複写，スキャン，デジタルデータ化など）は，「私的使用のための複製」など著作権法上の限られた例外を除き禁じられています。病院，診療所，企業などにおいて，業務上使用する目的（診療，研究活動を含む）で上記の行為を行うことは，その使用範囲が内部的であっても，私的使用には該当せず，違法です。また私的使用に該当する場合であっても，代行業者等の第三者に依頼して上記の行為を行うことは違法となります。
- **JCOPY** ＜（社）出版者著作権管理機構　委託出版物＞
本書の無断複写は著作権法上の例外を除き禁じられています。複写される場合は，そのつど事前に（社）出版者著作権管理機構（電話　03-5244-5088, FAX 03-5244-5089, e-mail: info@jcopy.or.jp）の許諾を得てください。